栄養教育論実習・演習

逸見幾代 編

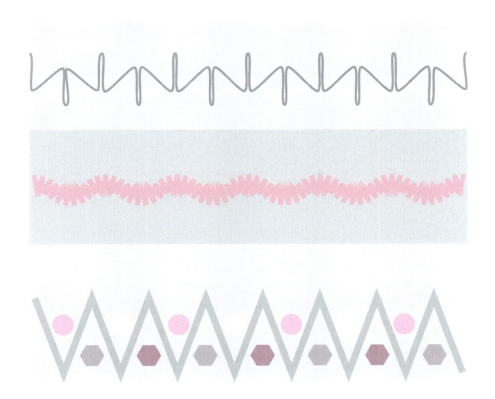

ドメス出版

装幀　市川美野里

はじめに

　世界有数の長寿国のわが国では、平均寿命と健康寿命の差が約10年ある。20世紀からの課題となっているがん、心臓病、脳卒中、糖尿病等の生活習慣病は、いまだ増加の一途をたどり、国民医療費も上昇している。平成25年度から「健康日本21（第二次）」が展開され、壮年期死亡の減少、健康寿命の延伸および生活の質の向上が目標に掲げられている。人々の生活の営みも多様化、個別化、合理化へと変化し続けている。栄養・健康状況は、食生活面でも栄養バランスの偏り、不規則な食事など、ライフスタイルの多様化、個別化にともなう課題もみられるようになってきた。

　栄養教育は、食生活管理の面から人々の健康づくりを担う健康教育の一環で、生活習慣病予防など健康対策に重要なものとなってきている。

　本書は、管理栄養士国家試験の新ガイドライン、さらには、日本栄養改善学会のモデルコアカリキュラムに、できる限り沿う内容に構成するよう努めた。

　本書の内容の特色は、「発達段階と場に応じた栄養教育（一次予防、二次予防、三次予防のための栄養教育）の実践」をめざせるように具体的でわかりやすく、スキル向上ができる点である。筆者らが積み上げてきた場に応じた事例を用いて、栄養教育の方法論を提示しながら、栄養教育マネジメントから栄養教育活動へと発展させて学習できる構成となっている。さらに、栄養教諭養成のためのスキル書としても兼用できる。

　栄養教育の実践のためには、これまで栄養教育に関わる基礎学問領域で学習した知識・技能をふまえ、栄養教育マネジメントが実践で応用でき、特に対象（個人または集団）への栄養介入のための栄養マネジメントサイクルの一連の流れにおいて、行動科学理論と教育学の基礎に基づいた関わりに焦点があてられていることを理解することが重要である。本書は、健康的な食行動を形成し、健康の保持・増進とQOLの向上を目標とする栄養教育の方法論を駆使し、人々がいきいきと生涯を送れるよう食生活管理、栄養教育を担う専門家としての管理栄養士・栄養士が、さまざまな栄養教育の場において実践・応用して活躍できるようにと願って概説した。

　栄養教育マネジメントの実際が展開できる専門職の養成と、またリカレント教育として、本書の学びが科学的に栄養教育活動を進めていくための一助となれば幸いである。

　管理栄養士・栄養士養成校で習得すべき知識を得ることはもちろん、管理栄養士国家試験受験の勉学にも十分な内容を含んでいるものと考える。

　読者諸氏、諸先輩のご批判、ご助言をいただければ幸甚である。

2017年3月

　　執筆者を代表して　編者　逸見幾代　下岡里英・水津久美子・野津あきこ・牧野みゆき

〈執筆分担〉　　　（太字は章担当）

逸 見 幾 代　　**第1章** 1, 2, 3　第6章6　補遺1

下 岡 里 英　　第2章1　第3章2-③, ④　**第4章2**

水津久美子　　第5章1, 3　**第6章5**　補遺2

野津あきこ　　**第2章　第3章**2-①, ②

牧野みゆき　　**第5章**1-④, ⑤　補遺6, 7

荒 木 裕 子　　第3章1-①　第5章1-①, ②, 2

石 見 百 江　　第2章1　第3章2-③, ④　第4章1

小 川 直 子　　第3章1-②, 2-①, ③, ④

坂 本 達 昭　　第5章1-③, ④　第6章1, 2, 4　補遺4, 5

高 木 尚 紘　　第5章2, 3

土 海 一 美　　第2章1, 2　第3章2-③, ④

平田なつひ　　第6章3　補遺3

栄養教育論実習・演習

目次

はじめに　1

第1章　栄養教育の概念と基礎理論 ……………………………… 7

1. 栄養教育の意義、目的　7

① 栄養教育の意義　7

② 栄養教育の目的　7

2. 栄養教育と栄養教育実践のための基礎
　　──「栄養教育論実習・演習」の基本的考え方　9

① 教育と指導の概念　9

② 栄養教育の関連教育──栄養教育と健康教育、生涯教育、食育　9

③ 健康に関連する生活習慣　11

④ 健康のための環境整備と栄養教育　12

⑤ 栄養教育論実習・演習の必要性　12

⑥ 栄養教育論実習・演習の目的　12

⑦ 栄養教育論実習・演習の展開　13

3. 栄養教育マネジメントサイクル　15

第2章　栄養教育マネジメントのアセスメント ………… 16

1. アセスメントの進め方　16

① アセスメント項目　16

② アセスメント方法　16

2. 行動科学理論の活用法と評価　21

① 刺激─反応理論　21

② ヘルスビリーフモデル　22

③ トランスセオレティカルモデル（行動変容段階モデル）　23

④ 計画的行動理論　24

⑤ 社会的認知理論　25

⑥ ソーシャルサポート　26

⑦ コミュニティオーガニゼーション　27

⑧ イノベーション普及理論　27

⑨ コミュニケーション理論　28

第3章　栄養教育マネジメントの計画・実施 ………… 31

1. 栄養教育計画　31

① 目標設定（評価指標の設定）　31

② 栄養教育プログラムの作成　32

2. 栄養教育の実践　38

① 教材　38

② 学習形態　40

③ 栄養カウンセリング技法　43

④ コーチング技法　45

第4章　栄養教育マネジメントの評価 ……………… 49

1. 評価法　49

① 評価項目と内容　49

② 評価の実際　52

2. 統計処理法　53

① 統計解析の必要性　53

② 統計解析の実際　54

③ 報告書作成　58

第5章　栄養教育マネジメントの実践
（集団栄養教育と個別栄養教育）………………… 59

1. 行政機関（市町村保健センター・公民館・学校・クラブ・サークルなど）　59

① 妊婦・授乳婦　59

② 乳児・幼児　63

③ 学童・思春期　71

④ 成人期　77

⑤ 高齢期　83

2. 不特定多数の集団　88

① 集団における個人を対象とした栄養教育　88

3. 個人を対象とした栄養教育　95

第6章　栄養教諭論 99

1. 学校における食育と栄養教諭　99

① 学校における食育の必要性と栄養教諭制度が創設された経緯　99
② 栄養教諭の職務　100
③ 食育推進に関わる学習指導要領の改訂や学校給食法の改正　100

2. 食に関する指導の展開　102

① 食に関する指導の全体計画を作成する必要性　102
② 全体計画に示す内容　102
③ 年間指導計画　104

3. 食育における特別活動　105

① 小学校・中学校　105

4. 学習指導案・評価　107

① 学習指導案とは　107
② 学習指導案（学級活動）作成のポイント　107
③ 学習指導案（学級活動）の書き方の事例　108
④ 学習指導案の事例　109

5. 個別指導　114

6. 食育実践事例　117

■補遺

1. 主要関連法規　123
   （1）栄養士法　123
   （2）健康増進法　125
   （3）学校給食法　126
2. 健康・栄養調査結果の概要　128
3. 小学校学習指導要領　133
4. 日本人の食事摂取基準（2015年）　137
5. 学校給食摂取基準の概要　140
6. 管理栄養士国家試験出題基準（ガイドライン）　栄養教育論　143
7. 管理栄養士養成課程におけるモデルコアカリキュラム2015
   EU（授業時間の目安）一覧　145

第 1 章
栄養教育の概念と基礎理論

学習のポイント
◆栄養教育の意義を説明できる。
◆個人およびコミュニティや組織などの変容を説明する栄養教育用語や理論、モデル、概念が、簡潔に説明できる。
◆行動変容の概念や技法を栄養教育に応用、活用できるように基礎的概念が理解できる。

1. 栄養教育の意義、目的

① 栄養教育の意義

　栄養教育とは、人を対象とし、人々の生活を丸ごととらえ、それぞれのライフステージに合った食生活知識を啓蒙し、各人が自発的に食生活をよりよく変容することができるような能力を育てることである。

　栄養教育の意義は、まとめると以下の事項となる。

＊日常生活において生活習慣病予防の一次予防、二次予防、三次予防の各段階で実施できる。

＊栄養教育と類似の概念・目的をもつ健康教育、ヘルスプロモーションや食育などと関連させることができる。

＊食生活と生活習慣と健康などの関係が理解でき、望ましい食行動の実現に向け、行動変容を支援する活動ができる。

---

② 栄養教育の目的

　栄養教育は人々が生涯にわたって健康の維持・増進、生活の質（QOL）の向上をめざし、望ましい栄養状態と食行動の実現に向けて、栄養科学と関連する諸科学、行動科学や教育学などをふまえ、人々の行動変容を支援できる活動を実施することを目的

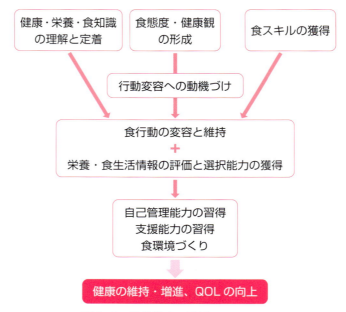

図1-1　栄養教育の目標

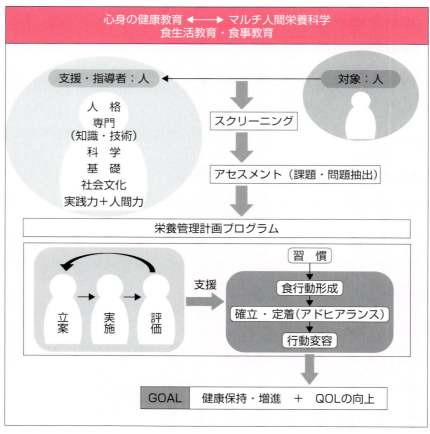

図1-2　栄養教育の概念と栄養教育実施上の理論的基礎、スキル、資質の全体像
（逸見幾代・佐藤香苗編著『改訂　マスター栄養教育論』建帛社、2015年、p.4、図1-2を改変）

とする。栄養教育の目的を達成し、自立を図るための目標を図1-1に示す。

表1-1 栄養教育の目的達成のプロセス

目的達成のプロセス	
「理論・知識」→「動機づけ」→「実習・演習・実験」→「実践」→「変容」⇒「栄養教育の目的達成」	
理論・知識	科学に基づく栄養や食に関連した知識の習得（正しい食態度の形成、実現必須スキルの習得）が必要。
動機づけ	食生活についての関心と意欲を喚起する。
実習・演習・実験	実践的・具体的に学習する。
実践	正しい食事のあり方を実現できるよう自発的に行動する。
変容	望ましい食生活になるような教育・指導をする。食行動の変容のためには、「栄養教育」は対象者が自ら学習するように動機づけすることが特徴。

栄養教育は、諸目的達成のために、各自の"やる気"をいかに抱かせることができるかが、第一段階となる（表1-1）。

図1-2に栄養教育の概念をふまえた、栄養教育実施上の理論的基礎、スキル、資質の全体像を示す。

2. 栄養教育と栄養教育実践のための基礎
──「栄養教育論実習・演習」の基本的考え方

 教育と指導の概念

教育と指導の概念を表1-2に示す。

表1-2 教育と指導の概念

教育とは（定義）	「教育」Educationは、「教える」と「育てる」の合成語である。「人間に他から意図をもって働きかけ、望ましい姿に変化させ、価値を実現する活動」である。（『広辞苑』より）教育とは、自主性の尊重を基盤として、個人の能力の可能性を伸ばすこと。
教育指導の概念	生涯、望ましい目標をもち、それに到達するための過程であり、気づき、学習、変容、価値観の向上など。

 栄養教育の関連教育──栄養教育と健康教育、生涯教育、食育

栄養教育の最終目的である「人々の健康の維持・増進」、「生活の質（QOL）の向上」は、健康教育、ヘルスプロモーションとの関連が深い。

栄養教育に関連する教育として、健康教育、ヘルスプロモーション、生涯教育、食育を表1-3に示す。

10   第1章　栄養教育の概念と基礎理論

表1-3　栄養教育の関連教育

関連教育	内　容
①健康教育 ＊WHOの健康の定義	「健康とは、肉体的精神的及び社会的に完全に良好な状態であり、単に疾病又は病弱の存在しないことではない（1948年）」と明記。 1986年WHOが「オタワ憲章」で提唱。 ヘルスプロモーションとは：21世紀の健康づくり戦略、「自分の健康は自分で守るように改善するプロセス」と定義。人々が自ら健康をコントロールし、改善することができるようにする過程である。 身体的、精神的、社会的に良好な状態に到達するためには、個人や集団が望みを確認・実現、ニーズを満たし、環境を改善、環境に対処することが必要。 健康は、日々の暮らしの資源の1つとしてとらえられるべきものであり、生きるための目的ではないとされた。 健康づくり戦略の目標：すべての人々があらゆる生活の中、健康を平等・公平に感じることができる健全な社会を創造すること。 1974年以降に医療のとらえ方が、治療中心から一次予防医療→プライマリヘルスケア（primary health care：PHC）へと転換。個人の健康の維持増進や健康問題の解決には、健康教育を超えて、社会環境の改善や法的整備も含めて取り組む姿勢を明確にした。健康は、人々の自己実現のための資源であるとされた。これは、健康の維持増進の先にQOLを位置づける考え方と一致する。
②健康日本21（第二次）	21世紀の国民健康づくり運動として、「健康日本21」が策定され、生活習慣病の増加や高齢社会に伴う寝たきりや認知症など高齢者の障がい増加の阻止、また健康増進を目指した健康寿命の延伸・生活習慣病予防を目標にあげている。 ＊2012年には、国民の健康増進の総合的な推進を図るための基本的な方針が見直された。 QOLを維持・向上させながら「健康寿命」を延伸させるために、乳幼児から高齢者に至るまで、各ライフステージごとに、家庭、学校、地域、社会のはたらきかけが必要で、教育・指導を受けて行動変容することが期待される。対象者は、自主的に学び、気づき、実践するという行動により、新しい価値観をつくり、健康教育・生涯学習へと展開していくことである。
③栄養教育と食育 ＊食育基本法の定義、内容	「食育基本法」は、食育の基本理念と方向性を示し、国、地方公共団体および国民の食育の推進に関する取り組みを総合的、計画的に推進することを目的に2005年に制定された法律。 前文に、「子どもたちが豊かな人間性をはぐくみ、生きる力を身に付けていくためには、何よりも『食』が重要である。今、改めて、食育を、生きる上での基本であって、知育、徳育及び体育の基礎となるべきものと位置付けるとともに、様々な経験を通じて『食』に関する知識と『食』を選択する力を習得し、健全な食生活を実践することができる人間を育てる食育を推進する」と明記している。 ＊食育で扱われる内容：「健康の増進、豊かな人間形成、食に関する感謝の念と理解、伝統的な食文化、地産地消、農林漁業など生産と消費との関わり、食料自給率、食品の安全・安心」など多岐にわたる。 ＊食育者：国、都道府県や市町村、学校、保育所、農林漁業者、食品関連事業者、ボランティア団体など、さまざまな立場の関係者が連携し、食育に関わる組織、人も多様で多岐にわたる。

> ＊栄養教育と食育：豊かな人間性を育み、生活の質（QOL）の向上を
> めざして食生活の向上をねらった働きかけや活動を含む。食育は、狭
> い意味の食物摂取や栄養状態の改善をさすのではなく、食育基本法に
> ある「食物生産・消費や食文化まで含めた広い概念」で「食」を扱う。

③ 健康に関連する生活習慣

　健康日本21（第二次）に掲げられている「食生活、身体活動・運動、飲酒、喫煙、睡眠・休養など」が健康に関連する生活習慣である。日常的生活習慣（身体活動・運動、飲酒、睡眠・休養、喫煙）のそれぞれに対する、栄養教育実施上の生活習慣病や食生活との関連事項をあげる（表1-4）。これらのパラメーターの理解に必要な知識やスキルを学び、健康の維持増進につなげていくことが必要となる。

　生活習慣の変容は、人によって取り組みやすい行動は千差万別でさまざまである。食事は変えられなくても運動はできる人、禁煙はできなくても食事は変えられる人など、さまざまである。喫煙者と飲酒者は共通している点が多いなど、相互の関連が強い生活習慣もある。

　栄養教育を行う場合には、学習者の他の生活習慣も視野に入れた包括的なアプローチが必要で、その中で、食行動変容への支援が必要となる。

表1-4　日常的生活習慣に対する栄養教育実施上の生活習慣病や食生活との関連事項

①身体活動・運動	・運動は、筋細胞へのグルコースの取り込み促進、血糖値低下、インスリン抵抗性の改善、血中の中性脂肪の改善、高血圧の予防と改善およびストレスに対する抵抗力を増大するのに効果的。 ・運動量の低下は、エネルギー消費量の低下、体脂肪蓄積、肥満、心肺機能低下、筋肉萎縮、体力低下、糖質代謝機能低下、骨量減少などを起こしやすい。 ・体重コントロールには、生活活動（日常生活における労働や家事等）を高めること、食生活と身体活動の両面から支援が必要。 ・筋肉トレーニングで骨格筋量の増大、基礎代謝量が高まる。
②飲酒	・生活習慣病リスク飲酒量：純アルコールで男性40g/日以上、女性20g/日以上。 ・生活習慣病（がん、高血圧、脳出血、脂質異常症、脳梗塞、虚血性心疾患）のリスクは、飲酒量とほぼ正相関的に上昇。 ・妊娠中の飲酒が、胎児性アルコール症候群や発育障害につながる。 ・アルコール依存症。 ・就寝前の飲酒：睡眠の質の低下。
③睡眠・休養	・睡眠不足や睡眠障害：肥満、高血圧、糖尿病の発症・悪化要因。 ・快適な睡眠確保のための睡眠時間は、人それぞれに異なり、個性がある。 ・空腹、満腹は、快適な睡眠の妨げになるため。
④喫煙	・喫煙は、動脈硬化のリスク要因、糖尿病発症および重症化のリスク要因。 ・喫煙者は、舌の味蕾細胞の機能が低下し、味覚が鈍感となり味の濃いものを好む（減塩が難しい）。 ・朝食欠食者が多い。ニコチンによる脳への食欲抑制。 ・喫煙者は、野菜、果物の摂取が少ない。睡眠・休養を要する場合が多い。 ・禁煙により約2〜3kgの体重増。禁煙による健康改善への効果は、大きい。

4 健康のための環境整備と栄養教育

　栄養教育における健康のための環境整備は、個人の行動変容のための食環境整備や社会環境整備も含めたかたちでの対応が必要である。

5 栄養教育論実習・演習の必要性

　「栄養教育論」では、教育目標に向けて実践力を身につけるために、身体全体の機能をフルに発揮使用する。「頭で理解・組み立て、目で確認、手足で実行」という「実習、演習」は、教科目として不可欠必須である。講義で理論を学習者自身が理論的に体得、実証していくのが実践学習（実習、演習、計測、実技など）といえる。専門職の養成には重視される授業構成である。

（1）授業形態と内容

　個々あるいはグループで実習、演習、計測などを行うことがある。

①教育プログラムの作成：1人で実習するものや、実演し、演技のようにグループで役割を決めて実習する場合もある。

②教育指導計画に基づいて実演、展示、録音やビデオ撮影し、評価（自己評価表、他者評価表）し合う。

③授業に用いる媒体・教材づくり：指導対象に関心をもたせ、理解しやすくする工夫、指導効果をあげることなど、工夫や創造性が重視される。

④支援・指導を体験：教育の難しさを知り、対象別教育効果を判断することなど。

⑤アセスメントとしての身体計測：自分自身を知るための事項。若年時（20歳前後）の身長、体重、心拍数、血圧、血液性状、運動能力などを実測、記録する。自覚的な健康観、病気のない健康状態を確認する。食事の摂取状態、栄養摂取状態も把握し、食事状況の認識をする。

　事例　若年女性間の貧血、低血圧、拒食、便秘など。

　自身の日常の状態を知り→正常域に達するように→生活・食生活改善の努力。ライフイベント（結婚、妊娠・出産）→体調不良症候の有無→積極的な検診受診（アセスメントパラメーター：体位、尿、血圧、血液など）→若年時の正常値比較、評価→健康回復の早期対応。

　これらのことは、実習の目的、栄養教育者の任務となる。

6 栄養教育論実習・演習の目的

　「栄養士の身分」を定めた法律の「栄養士法（最終改正は平成19年）」の第1条に「栄養士・管理栄養士」の定義が明記されている（巻末p.123参照）。

栄養士、管理栄養士の共通業務は、「個人ならびに集団に対し、栄養教育を行うこと」である。管理栄養士は、傷病者や高齢者に対する栄養指導が課せられている。そのためには、専門的知識が要求され、その知識に基づき栄養教育を実行することが求められる。

「栄養教育論実習・演習」では、その栄養教育を行うために必須となる基礎知識の習得、基礎知識に基づいた栄養教育実施上の技術習得をめざす。具体的には表1-5に示す。

表1-5 栄養教育論実習・演習の目的

栄養教育論実習・演習の目的	内容
基礎知識と技術の習得	「栄養教育計画の立案、実施、及び評価」の各ステップを実習・演習。
企画力、管理能力、教育力、判断力、行動力、洞察力、協調性等の習得	体験を通じて、専門家（栄養士・管理栄養士）に求められていること。
問題・課題の計画的解決	学習者が自分自身で考え、自分の能力を発揮させるように、人との接し方、話し方を学び、協力しながら、「成し遂げる」ことを体験すること。
専門職の技術的スキルの礎	「社会に適応できる人柄」を育んでいくこと。

 7 栄養教育論実習・演習の展開

> 教育対象者の問題点の把握（Needs Assessment）→目標の設定（Plan）―実施（Do）―評価（Check）―改善（Action）というPDCA ― Plan に結びつける。

栄養教育論実習・演習の展開は、この手順で継続的に実施し、最後のAを次のPlanに結びつけられるように行われていく。これを栄養教育マネジメントサイクルという。

栄養教育の展開の流れの要点を表1-6に示す。

表1-6 栄養教育の展開の流れの要点

①ニーズアセスメント (Needs Assessment)	栄養教育の対象者がどのようなニーズ（問題）を抱えているか、体系的、計画的に情報収集する。 ・ニーズとはかけ離れた教育計画を立案しないように対象者と十分なコミュニケーションをとる。諸方法（アンケート調査、面接など）により、対象者のニーズを正確に把握する。 ・情報には、数値把握できる量的情報と非数量的情報（質的情報）、教育者の直感的情報などがある。対象者の問題把握とともにその要因分析を行う。
②P 計画 (Plan)	事前に実施　ニーズアセスメント情報より栄養教育の実施目標、期待成果に向かう取り組みに関する計画を立案→栄養教育の実行→栄養教育計画を立案する。 1. 目標設定： 　ヒト（Man：人的資源）、モノ（Material：物的資源）、カネ（Money：経

		済的資源）の状況を判断、決定する。対象者の健康観、食意識、生活環境などに加え、社会的資源もふまえて目標を設定する。

済的資源）の状況を判断、決定する。対象者の健康観、食意識、生活環境などに加え、社会的資源もふまえて目標を設定する。
・目標には科学的なエビデンスに基づいたものとエビデンスは明確ではないが、対象者が望む「ありたい目標」もある。
・最終的な栄養教育目標は、対象者本人が自己決定することが望ましい。内容は教育効果が期待されるものであること。
・効果的な目標設定のポイントは、以下 i ～ iv などを考慮し、決定する。
　ⅰ　目標が具体的な数値目標で示されていると結果評価がしやすい
　ⅱ　ニーズの高いもの、早期解決が要求されるもの
　ⅲ　解決策、実施方法がわかっているもの
　ⅳ　経済的負担や労力の負担が実施可能な範囲であるもの
2. 教育プログラムの決定
・目標が決定したら、対象者に最も適した教育プログラムを作成する。
・教育の方法、場所、期間、使用する媒体・教材等についても検討する。
・栄養教育を具体的に実施するためには、6W（Who、Whom、When、Where、What、Why）1H（How）も考慮。
3. 評価プログラムの決定
・目標に対する評価項目と評価方法をあらかじめ設定しておく。
・教育効果を客観的に示すためには、無作為割付の有無、対照群の有無など、妥当性の高い評価デザインが求められる。

③ D　実施（Do）

計画に基づき実行する。効果的な教育方法を検討（第3章参照）。
対象者の行動変容を促す内容は、本人のやる気により異なってくる。

④ C　評価（Check）

相対評価は、他者と競い合わせるときに用いる。
絶対評価、個人内評価はやる気を奮い立たせることが可能。それぞれの評価のもたらす効果を考慮し、いずれを採用するかを決定する。
評価基準は明確で、基準は、到達基準と相対的基準に大別。
到達基準：達成されるべき目標、目的意識。
到達基準値：過去の成績、専門家の意見、理想値等を参考に作成。
相対的基準：到達すべき目標値の設定は必要ではない。
同一地域内、社内、学校内などで栄養教育を受けていない群（コントロール群）と栄養教育を受けた群（介入群）はどうであったかを検討する。
評価する場合に考慮すべき事項は、
①評価する主体は誰か、②自己評価するか、③他己評価するか、④評価栄養教育対象者が個人の場合には、個人内評価をする。基準をどう決めるかなどである。
評価基準には、「絶対評価」、と「相対評価」および「個人内評価」がある。
「絶対評価」：目標の達成程度により対象者を評価する。
「相対評価」：多数の中で当該対象者の位置がどこにあるかで決まる。
「個人内評価」：対象者の過去の成果から比較し、今回の成果を比較し、評価する方法。
評価の内容は、
企画評価：栄養教育プランの企画・立案に関する評価をいう。具体的には栄養アセスメントにおける課題抽出とその要因分析の適否、目標設定の適否、教育プログラムの適否などを評価する。
経過評価：栄養教育プログラムの実施に関する評価と対象者の習得進捗評価を行う。
影響評価：栄養教育プログラムにより健康・栄養状態に影響を及ぼす正しい知識の習得や、行動変容の評価を行う（学習目標や行動目標の評価）。

| | | 結果評価：栄養教育プログラム実施により得られた結果を評価する（結果目標の評価）。
経済評価：栄養教育の効果を経済的に評価する。
総合評価：企画評価、経過評価、影響評価、結果評価、経済評価を総合的に評価する。
栄養教育を効果的に実施するためには、各ステージに対して評価を行うことが望ましい。
評価の結果をふまえ、修正すべき点は修正し、さらに次の教育へとつなげ、目標達成へ導く工程である。 |
| ⑤ **A** 改善
（Action） | | 評価結果をふまえた改善と次の栄養教育目標を設定する。
評価の内容、ニーズをふまえた栄養教育活動につき、教育を行う者と対象者の両者で検討すると、対象者のモチベーションを維持できる。
Action を行うことにより、さらに対象者の栄養教育への意欲の向上および教育内容の質の向上が期待される。 |

3. 栄養教育マネジメントサイクル

　栄養教育のマネジメントサイクルは、前節の目標の達成のために、対象者の実態把握（Assessment）、計画（Plan）、実施（Do）、評価（Check）、改善（Action）を繰り返すサイクルをいう。このサイクルで栄養教育が実施される。

【引用・参考文献】
1) 逸見幾代・佐藤香苗編著『改訂　マスター栄養教育論』建帛社、2015 年。
2) 岡崎光子編著『三訂　栄養教育論実習書』光生館、2010 年。
3) 日本栄養改善学会監修　武見ゆかり・赤松利恵編著『管理栄養士養成課程におけるモデルコアカリキュラム準拠：第7巻　栄養教育論　理論と実践』医歯薬出版、2013 年。
4) 厚生労働省「健康日本 21（第二次）の推進に関する参考資料」2012 年。http://www.mhlw.go.jp/bunya/kenkou/dl/kenkounippon21_02.pdf

第2章 栄養教育マネジメントのアセスメント

> **学習のポイント**
> ◆栄養教育のためのアセスメントが理解できる。
> ◆アセスメントに基づき課題の抽出ができる。
> ◆栄養教育に行動科学理論を活用することができる。

1. アセスメントの進め方

① アセスメント項目

　対象者をとりまく状況、各種の要因を知り、背景に何が存在するかを明らかにすることは栄養教育効果を上げるために重要となる。アセスメントは、QOL（生活の質）、健康・栄養状態、食生活状況、個人や環境要因などさまざまな視点から行う（表2-1）。

② アセスメント方法

　対象の栄養状態や生活状況を調査するにあたり、調査目的を明確にする。対象の健康・生活上の課題を見極め、その要因分析ができるような栄養・生活調査（表2-1）が必須である。

　栄養素等摂取状況の把握には秤量法、食物摂取頻度調査などを用いる。これらの調査の長所・短所をよく理解して、把握すべきレベルに最も適合する方法を選択する。食生活状況調査として欠食状況、食事リズム、共食状況、外食・中食利用状況、食事摂取場所、食事時間等の状況を把握する。生活調査では、身体活動状況、起床・就寝時刻、通勤・通学状況、収入、社会的地位、食材等購入場所等、栄養素等摂取量や身体状況に影響すると思われる項目を抽出する。

　またそのような栄養摂取状況・生活状況となる要因として、対象の知識、態度や行動の準備性、スキルや環境を分析できるような調査内容とする。さらに、ライフステージ特有の環境や課題を想定して調査する（表2-2）。

　情報収集の方法には、質問紙法、面接法、観察法、実測法などによる実態調査や、政府や各自治体が発行する資料などから現状把握を行う方法がある。

1. アセスメントの進め方　17

表2-1　アセスメント項目

アセスメント項目		主な指標
QOL		健康観、価値観、幸福度など
健康・栄養状態	身体計測	身長、体重、体重減少率、腹囲、ウエスト周囲長、体脂肪量、体格指数（BMI、カウプ指数、ローレル指数、肥満度）、成長曲線、骨格筋量など
	臨床検査	生化学検査（血液検査、尿検査など） 生理学検査（心電図、超音波検査、CT検査、骨密度、エネルギー消費量など）
	臨床診査	疾病、現病歴、既往歴、治療歴、自覚症状、体重歴、家族歴、服薬、臨床症状の観察、身体的特徴（顔色、髪、皮膚、爪など）、体温、便通など
食生活状況	食事調査	栄養素等摂取状況、食品群別摂取状況、外食・間食・飲酒・サプリメント摂取状況、料理の組み合わせ方など
	食行動	食べ方（食事リズム、食事回数、食事時間、噛む回数）など
個人要因		食知識、食スキル、食態度、食への関心度、食行動変容ステージ、自己効力感など
生活状況	ライフスタイル	喫煙、飲酒、生活リズム、睡眠、ストレス状況、活動量、運動習慣、職業、地域活動など
属性		性別、年齢、家族構成、遺伝子型、学歴、収入など
環境要因	家族	健康観、食知識、調理行動、食材の入手状況、食生活支援状況、共食状況など
	学校・職場	学習・労働環境、食堂・購買店、自動販売機設置状況など
	地域	食物入手場所・方法・自宅からの距離、ヘルシーメニューの提供状況、健康・食生活に関する情報源、健康学習や自主グループの存在、市販食品・外食メニューの栄養成分表示など
	自然・社会環境	季節、時間、行政地区、食料自給率など

表2-2　ライフステージ別の特徴

年代別	特徴と傾向	
幼児期	・保護者の食行動に対する知識、態度、スキルに大きく影響される。	・3歳までに生活習慣の基礎ができる。 ・3歳の肥満は成人まで続きやすい。
学童期	・やせ願望は低年齢化しており、学童期にもある。 ・極端な行動をする危険がある。 ・健康についての知識がまだ少ない。	・保護者の食行動に対する知識、態度、スキルに影響される。 ・塾などで不規則な生活になりやすい。 ・個人差が大きい。
思春期	・外見への関心が高まる。 ・食行動異常の危険がある。 ・受験勉強で運動不足になりやすい。 ・食行動に対して保護者の目がいき届きにくくなる。	・健康、栄養に対する関心が低い。 ・ファッションとしてダイエットをすることがある。
青年期	・受験のストレスによる体重増加。 ・運動不足の傾向がある。 ・食行動異常の危険がある。 ・不規則な生活になりやすい。 ・外食やファストフード、コンビニの利用が多い。	・インスタント食品や清涼飲料を利用する機会が多い。 ・ファッションとしてダイエットをする傾向が強い。 ・健康、栄養に対する関心が低い。

壮年期男性	・独身か既婚かで食生活に差がある。 ・単身赴任等、環境の変化による食生活の乱れが起きやすいが適応力が高くない。 ・外食、宴会や接待が多い。 ・多忙で疲れている人が多い。	・家庭内や仕事上のストレスが多い。 ・栄養や食品についての知識が乏しい、または偏りがある。 ・運動不足の傾向がある。 ・基礎代謝の低下による中年太りがある。
壮年期女性	・健康よりも美容に関心がある。 ・栄養や食品、料理の知識は比較的高い。 ・ファッションとしてのやせ願望が十分にある。	・仕事をもつ女性に対する社会的圧力が強い。 ・家庭内や仕事上のストレスが多い。 ・妊娠、出産による体重の変動がある。 ・基礎代謝の低下による中年太りがある。
老年期	・健康や病気への関心が高まる。 ・慢性疾患をもつ人が多い。 ・運動機能、聴力、視力が低下する。 ・時間に余裕がある。 ・生活歴による個人差が大きい。 ・自立した生活への願望が強い。	・一人暮らしの人は低栄養になりやすい。 ・物忘れがひどくなる。 ・給食を利用している人では、食事を選択しにくい。 ・社会との関わり度合いに個人差が大きい。

（赤松利恵編『行動変容を成功させるプロになる栄養教育スキルアップブック』化学同人、2009 年に加筆）

（1）質問紙法

　調査票の作成にあたっては，目的を明確にし，目的に添った項目かを精選する。また、あいまいな表現を使わず、プライバシーに関わる質問に注意をする。質問紙法では食生活習慣についていろいろな項目を設定することができるが、「食べ方についての質問票」や「動き方についての質問票」などを活用して、食態度や食行動を把握することも大切である。表2-3 の設問から得られるのは、「知識・認識不足」「環境の刺激に反応しやすい」「不規則・大食などの習慣的な行動課題」「ストレスを食事で解消しようとしている」などである。

　また、包括的な健康関連 QOL 尺度として「SF-36」「SF-12」「SF-8」が普及している（表2-4）。これは、身体機能、日常役割機能（身体・精神）、全体的健康観、社

表2-3　食べ方についての質問票の例

1. 食べる量を考えないで盛り付けていますか。 2. 食事が済んだ後でまた食べることがありますか。 3. 家族の食べ残しを食べることがありますか。 4. 野菜はあまり食べませんか。 5. チーズやピザ、パイ、ハンバーグなどは好きですか。 6. 夕食の時間は決まっていませんか。 7. 甘い飲み物をよく飲みますか。 8. 怒ったりイライラした時にたくさん食べますか。 9. 衝動的にたくさん食べることがありますか。	10. 退屈なときに食べ物に手がでますか。 11. よく買って食べるおやつは何ですか。 12. 1 週間に外食や店屋物を食べるのは何回位ですか。 13. 調理済食品や加工食品は週にどれくらい使いますか。 14. 好きな食べ物は（　　　　）嫌いな食べ物は（　　　　） 15. お酒は毎日飲みますか。 16. 宴会やパーティでは食べ過ぎたり、飲み過ぎたりすることが多いですか。

（赤松利恵編『行動変容を成功させるプロになる栄養教育スキルアップブック』化学同人、2009 年より 30 項目中 16 項目抜粋）

会生活機能、身体の痛み、活力、心の健康を測定するものである。実際の質問紙を用いて、これらの情報についても収集することが望ましい。

対象者に合わせた課題を導くために対象者に合わせた質問紙を作る。

表2-4 SF-36v2（健康状態を測る質問紙）

あなたの健康について

このアンケートはあなたがご自分の健康をどのように考えているかをおうかがいするものです。あなたが毎日をどのように感じ、日常の活動をどのくらい自由にできるかを知るうえで参考になります。お手数をおかけしますが、何卒ご協力のほど宜しくお願い申し上げます。
以下のそれぞれの質問について、一番よくあてはまるものに印（☑）をつけてください。

問1　あなたの健康状態は？（一番よくあてはまるものに☑印をつけて下さい）

最高に良い　とても良い　良い　あまり良くない　良くない
☐1　☐2　☐3　☐4　☐5

問2　1年前と比べて、現在の健康状態はいかがですか.（一番よくあてはまるものに☑印をつけて下さい）

1年前より、はるかに良い　1年前よりは、やや良い　1年前と、ほぼ同じ　1年前ほど、良くない　1年前より、はるかに悪い
☐1　☐2　☐3　☐4　☐5

問3　以下の質問は、日常よく行われている活動です。あなたは健康上の理由で、こうした活動をすることがむずかしいと感じますか。むずかしいとすればどのくらいですか。（ア～コまでのそれぞれの質問について、一番よくあてはまるものに☑印をつけて下さい）

	とても むずかしい	少し むずかしい	ぜんぜん むずかしくない
ア）激しい活動、例えば、一生けんめい走る、重い物を持ち上げる、激しいスポーツをするなど	☐1	☐2	☐3
イ）適度の活動、例えば、家や庭のそうじをする、1～2時間散歩するなど	☐1	☐2	☐3
ウ）少し重い物を持ち上げたり、運んだりする（例えば買い物袋など）	☐1	☐2	☐3
エ）階段を数階上までのぼる	☐1	☐2	☐3
オ）階段を1階上までのぼる	☐1	☐2	☐3
カ）体を前に曲げる、ひざまずく、かがむ	☐1	☐2	☐3
キ）1キロメートル以上歩く	☐1	☐2	☐3
ク）数百メートルくらい歩く	☐1	☐2	☐3
ケ）百メートルくらい歩く	☐1	☐2	☐3
コ）自分でお風呂に入ったり、着がえたりする	☐1	☐2	☐3

問4　過去1ヵ月間に、仕事やふだんの活動（家事など）をするにあたって、身体的な理由で次のような問題がありましたか。（ア～エまでのそれぞれの質問について、一番よくあてはまるものに☑印をつけて下さい）

	いつも	ほとんどいつも	ときどき	まれに	ぜんぜんない
ア）仕事やふだんの活動をする時間をへらした	☐1	☐2	☐3	☐4	☐5
イ）仕事やふだんの活動が思ったほど、できなかった	☐1	☐2	☐3	☐4	☐5
ウ）仕事やふだんの活動の内容によっては、できないものがあった	☐1	☐2	☐3	☐4	☐5
エ）仕事やふだんの活動をすることがむずかしかった（例えばいつもより努力を必要としたなど）	☐1	☐2	☐3	☐4	☐5

問5　過去1ヵ月間に、仕事やふだんの活動（家事など）をするにあたって、心理的な理由で（例えば、気分がおちこんだり不安を感じたりしたために）、次のような問題がありましたか。（ア～ウまでのそれぞれの質問について、一番よくあてはまるものに☑印をつけて下さい）

	いつも	ほとんどいつも	ときどき	まれに	ぜんぜんない
ア）仕事やふだんの活動をする時間をへらした	☐1	☐2	☐3	☐4	☐5
イ）仕事やふだんの活動が思ったほど、できなかった	☐1	☐2	☐3	☐4	☐5
ウ）仕事やふだんの活動がいつもほど、集中してできなかった	☐1	☐2	☐3	☐4	☐5

問6　過去1ヵ月間に、家族、友人、近所の人、その他の仲間とのふだんのつきあいが、身体的あるいは心理的な理由で、どのくらい妨げられましたか。（一番よくあてはまるものに☑印をつけて下さい）

ぜんぜん妨げられなかった　わずかに、妨げられた　少し、妨げられた　かなり、妨げられた　非常に、妨げられた
☐1　☐2　☐3　☐4　☐5

問7　過去1ヵ月間に、体の痛みをどのくらい感じましたか.（一番よくあてはまるものに☑印をつけて下さい）

ぜんぜんなかった　かすかな痛み　軽い痛み　中くらいの痛み　強い痛み　非常に激しい痛み
☐1　☐2　☐3　☐4　☐5　☐6

問8　過去1ヵ月間に、いつもの仕事（家事も含みます）が痛みのために、どのくらい妨げられましたか。（一番よくあてはまるものに☑印をつけて下さい）

ぜんぜん妨げられなかった　わずかに、妨げられた　少し、妨げられた　かなり、妨げられた　非常に、妨げられた
☐1　☐2　☐3　☐4　☐5

問9　次にあげるのは、過去1ヵ月間に、あなたがどのように感じたかについての質問です。（ア～ケまでのそれぞれの質問について、一番よくあてはまるものに☑印をつけて下さい）

	いつも	ほとんどいつも	ときどき	まれに	ぜんぜんない
ア）元気いっぱいでしたか	☐1	☐2	☐3	☐4	☐5
イ）かなり神経質でしたか	☐1	☐2	☐3	☐4	☐5
ウ）どうにもならないくらい、気分がおちこんでいましたか	☐1	☐2	☐3	☐4	☐5
エ）おちついていて、おだやかな気分でしたか	☐1	☐2	☐3	☐4	☐5
オ）活力（エネルギー）にあふれていましたか	☐1	☐2	☐3	☐4	☐5
カ）おちこんで、ゆううつな気分でしたか	☐1	☐2	☐3	☐4	☐5
キ）疲れはてていましたか	☐1	☐2	☐3	☐4	☐5
ク）楽しい気分でしたか	☐1	☐2	☐3	☐4	☐5
ケ）疲れを感じましたか	☐1	☐2	☐3	☐4	☐5

問10　過去1ヵ月間に、友人や親せきを訪ねるなど、人とのつきあいが、身体的あるいは心理的な理由で、時間的にどのくらい妨げられましたか。（一番よくあてはまるものに☑印をつけて下さい）

いつも　ほとんどいつも　ときどき　まれに　ぜんぜんない
☐1　☐2　☐3　☐4　☐5

問11　次にあげる各項目はどのくらいあなたにあてはまりますか。（ア～エまでのそれぞれの質問について、一番よくあてはまるものに☑印をつけて下さい）

	まったくそのとおり	ほぼあてはまる	何とも言えない	ほとんどあてはまらない	ぜんぜんあてはまらない
ア）私は他の人に比べて病気になりやすいと思う	☐1	☐2	☐3	☐4	☐5
イ）私は、人並みに健康である	☐1	☐2	☐3	☐4	☐5
ウ）私の健康は、悪くなるような気がする	☐1	☐2	☐3	☐4	☐5
エ）私の健康状態は非常に良い	☐1	☐2	☐3	☐4	☐5

これでこのアンケートはおわりです。
ご協力ありがとうございました。

(Health Assessment Lab, Medical Outcomes Trust, QualityMetric Incorporated and Shunichi Fukuhara : SF-36v2™ Health Survey (Japanese version) ©1992, 2000, 2003

（一般社団法人日本小児内分泌学会ホームページ　http://jspe.umin.jp/public/himan.html より）

20 第2章 栄養教育マネジメントのアセスメント

（2）面接法

1）個人面接法

　1対1、あるいは1対2（対象者とその家族）で面接する方法である。クライアントの意識や態度に合わせた細やかな対応をすることができるが、カウンセラー一人だけで対応するには限界があり、効率的でない。

2）集団面接法

　複数のクライアントを対象とするため、効率よく情報を提供することができるが、個人に応じた対応ができず、一方的になりやすい。また、集団で行うことにより、集団のもつ相互作用やその力学（グループダイナミクス）を活用することが可能となる。

　集団面接法の一つに、フォーカスグループインタビュー法がある。これは、情報を収集するために集められた少人数（1グループ当たり6〜8人程度）の対象者に対して司会者が座談会形式でインタビューを行う。その際の発言内容や、表情、録画情報などから、対象者の潜在的な意識や行動の実態をとらえる調査方法である。

（3）観察法

　調査者が対象者の行動を観察して評価する方法である。他人に観察されていることを対象者が意識してしまい、ふだんとは違う行動をとる可能性がある。よって、対象者の行動に観察の影響が及ばないように配慮し、実施する必要がある。

（4）実測法

　身体計測や、秤量法（食事調査）などのように、実際に測定する方法である。実態把握には優れているが、測定や費用、技術などの制約が大きい場合がある。他職種と連携して情報を収集するとよい。

（5）既存データの利用

　実態把握には、栄養・生活調査から課題抽出を行う以外に、既存データからその対象が抱えているであろう課題を想定することもある。使用する既存データは、公的機関や各種学会などの信頼がおける情報を用いる（表2-5）。

メモ欄

表2-5 既存データからの情報収集

情報源		得られる情報の例
行政関係	厚生労働省	国民・健康栄養調査、乳幼児栄養調査、国民衛生の現状、人口動態統計、生命表、患者調査、国民生活基礎調査、食中毒統計調査など
	文部科学省	学校保健統計調査、体力・運動能力調査、児童生徒食生活実態調査など
	農林水産省	食料需給表、農業統計、食育白書など
	総務省	国勢調査（人口静態統計）、家計調査など
	内閣府	高齢社会白書、食育白書など
	国立がん研究センター	がん統計など
学会	各種学会	各種ガイドライン

実習事例 2-1

栄養教育を計画するにあたって、対象とする集団の特性・ニーズを調査研究報告書、国・自治体などの情報をもとに調べてまとめてみよう。

既存データからの対象集団のアセスメント

ライフステージ	対象者
対象者の特性	
対象者のニーズ	

2. 行動科学理論の活用法と評価

① 刺激─反応理論

　パブロフやスキナーなどの動物実験に代表される古典的な学習理論の一つである。動物実験から、人間の行動にも応用することができる。刺激─反応理論では、行動は刺激によって起こると考えられるため、刺激（先行刺激）の形を変えることで、行動をコントロールできると考えられている。

　よって、先行刺激とその反応を明らかにするため行動記録をつけるとよい。この行動記録から行動の法則性を見つけ、刺激を統制するように助言することが可能となる。

22　第2章　栄養教育マネジメントのアセスメント

実習事例 2-2

以下の表は、Aさん（42歳、男性）の食行動記録である。刺激—反応の理論を用いて、先行刺激と反応（問題行動）を評価し、行動変容に向けた働きかけを考えてみよう。

	○月○日	食事内容	食事時の様子やその時の気持ち
12：00	昼食	うどん、いなり寿司（2個）	時間がなかったので、短時間で1人で食べた。もう少し食べたかった。
13：00			
14：00			
15：00	間食	シュークリーム（1個）、コーヒー	友達がシュークリームを持ってきてくれたので、一緒に食べた。
16：00			
17：00	間食	ポテトチップス（小1袋）、紅茶（砂糖入り）	仕事が思いどおりに進まず、イライラして食べた。

先行刺激	反応（問題行動）	行動変容に向けた働きかけ

❷ ヘルスビリーフモデル （図2-1）

　ローゼンストックやベッカーなどが提案した、自分の健康状態をどのように感じているかに着目した理論である。ヘルスビリーフモデルでは、人々が予防行動をとるには、まず疾病に対して脅威を感じることが重要であると考える。さらに起こそうとしている健康行動に対して有益性と障害性を比較し、有益性が障害性を上回ったときに、健康行動を実践することとなる。

　このモデルから、疾病に対する脅威を感じるためには、自分がその疾病にもれなくかかると思っていること（罹患性）、その疾病が自分にとって重大であると感じること（重大性、重症性）が必要であることがわかる。食習慣を変えるにあたっての健康行動を実施するうえでの障害を少なくする方法を検討したり、行動変容によって得られる有益性を説明する。

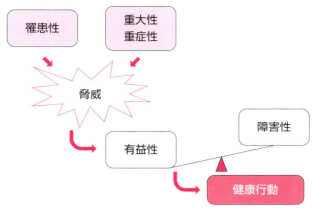

図2-1 ヘルスビリーフモデル
(Becker, M.H., et al., Am J Public Health, 1974 より)

❸ トランスセオレティカルモデル（行動変容段階モデル）

プロチャスカらが提唱したモデルであり、禁煙指導の実践に用いられた。行動変容する過程を準備性によって段階に分け、準備性に応じた栄養教育を行う。

行動変容段階モデルのステージは、表2-6のように5つあり、前熟考期（無関心期）、熟考期（関心期）、準備期、実行期、維持期である。

さらに、10の変容のプロセス（表2-7、表2-8）がある。行動変容を促すためには、変容のプロセスを活用することが大切である。

表2-6 行動変容段階モデル

①前熟考期（無関心期）	6カ月以内に行動変容に向けた行動を起こす意思がない時期。
②熟考期（関心期）	6カ月以内に行動変容に向けた行動を起こす意思がある時期。
③準備期	1カ月以内に行動変容に向けた行動を起こす意思がある、または少しずつ始めている時期。
④実行期	明確な行動変容が観察されるが、その持続がまだ6カ月未満である時期。
⑤維持期	明確な行動変容が観察され、その期間が6カ月以上続いている時期。

表2-7 行動変容段階と変容プロセスの関連

行動変容段階	無関心期	関心期	準備期	実行期	維持期
プロセス	①意識の高揚		⑤自己の解放	⑥強化のマネジメント	
	②感情的経験			⑦援助関係の利用	
	③環境の再評価			⑧行動置換	
		④自己の再評価		⑨刺激統制	
	⑩社会的解放				

表2-8 変容のプロセスと支援例

①意識の高揚	新しい情報を得たり、学んだりすることを支援する。
②感情的経験 （動的安堵）	問題行動を続けることに対する否定的感情（恐れ、不安など）が生じることであり、健康行動をとれば否定的感情が解消されることを理解するよう支援する。
③環境の再評価	周辺の環境への、問題行動が及ぼす否定的影響、健康行動が及ぼす肯定的影響を理解するよう支援する。
④自己の再評価	行動変容は、自分自身において重要な位置を占めると認識するよう支援する。
⑤自己の解放	行動変容すると決断したり、誓いを立てたりするよう支援する。
⑥強化のマネジメント （偶発的事件の対処）	健康行動に対して褒賞を増やし、問題行動には褒賞を減らしたりして、習慣化しつつある健康行動を維持するよう支援する。
⑦援助関係の利用	行動変容のために、ソーシャルサポートを得たり、求めたりして健康行動を維持するよう支援する。
⑧行動置換 （拮抗条件付け）	問題行動や認知を、健康的なものに置き換えることで、問題行動の再発を避け、健康行動の維持が可能になるよう、条件付けの手法を適用して支援する。
⑨刺激統制	先行刺激の状況を変えること。問題行動を思い出したり、引き起こすきっかけになるもの（先行刺激）を取り除き、健康行動を起こしたり、思い出すきっかけになるもの（先行刺激）を増やすよう支援する。
⑩社会的解放	社会環境が、行動変容を援助する方向に変化していることを認識するよう支援する。

（表2-6～2-8ともに、逸見幾代・佐藤香苗編著『改訂　マスター栄養教育論』建帛社、2015年より）

4 計画的行動理論（図2-2）

エイゼンが、合理的行動理論を発展させ、「行動コントロール感」を加えた理論である。人が行動を起こすには、その行動をしようとする意欲が必要である。行動意思は、態度（行動を実行すると得られる結果を予想し、その結果が自分にとって価値があると思う気持ち）、主観的規範（まわりからの期待を感じ、その期待に応えたいと思う気持ち）、付け加えられた行動のコントロール感（行動を自分はコントロールできると思う気持ち）の3つの要因で説明される。

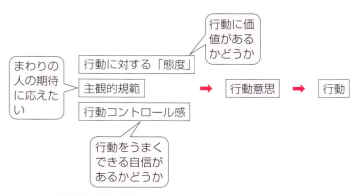

図2-2　計画的行動理論
（Ajzen, I., Attitudes, Personality and Behavior, 1988 より）

2. 行動科学理論の活用法と評価　25

実習事例 2-3

以下の事例の対象者に対し、行動科学理論を用いて個人要因を評価し、行動変容に向けた働きかけを考えよう。

事例：B さん（58 歳、女性）は糖尿病と診断され、食事療法が必要であるため、食事指導を受けるよう主治医に指示された。B さんはこれまで健康診断で、肥満（BMI 27）であることは毎年指摘されていたが、病気らしい病気をした経験がなく、それほど気にしていなかった。そのため、糖尿病と聞きまだ信じられない気持ちである。また、糖尿病の患者が周りにいないので、どのくらい危険なのかもよくわからない。食事制限をしないといけないらしいと聞いて、何をどうしていいのかわからなくなっている。

（使用した行動科学理論：　　　　　　　　　　　　　　　　　　　　　　　　）

行動科学理論に基づく対象者の評価	行動変容に向けた働きかけ

5　社会的認知理論

　バンデューラによって社会的学習理論として提唱されたが、この理論が人間の社会行動を包括的に理解する理論であるため、社会的認知理論と名称が改められた。

　社会的認知理論ではいくつかの概念が提唱されており、代表的なものを示す（表 2-9）。まず、行動変容に欠かせないセルフ・エフィカシー（自己効力感）の概念はこの理論から生まれた。セルフ・エフィカシーは、自分はできると思っているかどうかといった自信をさす。

表 2-9　社会的認知理論の構成要素

①観察学習 （モデリング）	手本となる人の行動を観察することにより、学習者自身の行動に変化が生じる過程。
②相互決定主義	行動が、個人の認知能力や環境と相互に結びつき、影響し合っていること。
③強化	行動の出現頻度が増加または減少すること。
④結果期待	自分の行動から生まれる結果への期待。
⑤自己効力感 （セルフ・エフィカシー）	自分がこれからやろうとすることを、どの程度実行できると思っているか、という自信のこと。
⑥セルフコントロール	ゴール設定、セルフモニタリング、自己強化など、学習者の望む方向にコントロールできること。

26　第2章　栄養教育マネジメントのアセスメント

　表2-10を活用してセルフ・エフィカシーを確認し、これを高めることが、行動変容支援のポイントとなる。

表2-10　自己効力感（セルフ・エフィカシー）が生まれる情報源

自己の成功体験	自分自身の過去の成功体験。
代理的体験	同じような境遇の人が成功する場面を見る。
言語的説得	周囲の人からの励まし。
生理的・情動的状態	行動変容が起こることで変化が生じ、それが次の行動を左右する。

6　ソーシャルサポート

　ソーシャルネットワークは社会関係網といい、対人関係のしくみをさしているのに対し、ソーシャルサポートは対人関係の機能をさす。

　ソーシャルサポートの定義はさまざまであるが、ソーシャルサポートには表2-11のように4つの種類があるとされている。安らぎを与える、共感するなどの情緒的サポート、適切な評価をする評価的サポート、身の回りの世話、仕事の手伝い、経済面の支援などの手段的サポート、情報を提供する情報的サポートがある。

　このように、4種類のソーシャルサポートがうまく活用されているか確認し、足りないようであればソーシャルサポートが得られる工夫や支援をする必要がある。

表2-11　ソーシャルサポートの分類

情緒的サポート	安らぎを与える。共感する。信じる。悩みをきく。励ます。
評価的サポート	適切な評価を与える。
手段的サポート	身の回りの世話をする。仕事の手伝いをする。経済面の支援をする。
情報的サポート	問題解決のための情報を与える。

実習事例 2-4

以下の事例の対象者に対し、自己効力感を評価し、これを高める働きかけを考えよう。また、この対象に対するソーシャルサポートを考えよう。

事例：Cさん（20歳、男性）は、大学入学を機に一人暮らしを始めた。高校までは母親に朝食を作ってもらっていたので、朝食を欠食したことはなかった。料理経験はほとんどないので、一人暮らしになってからの朝食はパンと牛乳の組み合わせが多かった。1年生の10月頃から大学の勉強とアルバイトが忙しくなり朝起きられない日が多くなった。その頃から朝食をとる日が少なくなって、現在は週に1、2日くらいしか食べない状態となっている。

自己効力感	自己効力感の評価	
	自己効力感を高める働きかけ	
ソーシャルサポート	情緒的サポート	
	評価的サポート	
	手段的サポート	
	情報的サポート	

⑦ コミュニティオーガニゼーション

コミュニティ（地域や組織）の中で、住民やその関係者が共通する課題を認識し、共にその解決や改善に取り組む主体的な組織活動をいう。

コミュニティオーガニゼーションが成立するためには、継続性のある組織化が必要であり、さらにその組織を介した栄養教育体制が整えられる必要がある。

管理栄養士は、コミュニティオーガニゼーションを利用することで、より多くの人々に効果的に働きかけることが可能となる。すなわち、地域の組織づくりや、組織同士のネットワークを育成するコーディネーターとしての役割を担う必要がある。

⑧ イノベーション普及理論

ロジャースが提唱した理論である。イノベーション（新しいアイディア、新しい技術、新製品、新サービス）をどのように社会に広めていけばよいかについて紹介した理論である。健康教育では、新しい情報や技術を行動に置き換えてこの理論を活用している。

イノベーションが普及する速さについては、5つの条件（表2-12）が関係している。

28 第2章 栄養教育マネジメントのアセスメント

表2-12 イノベーションの普及に関する5つの条件

相対的優位性	これまでのイノベーションよりもよいものだと感じられるか。
適合性	対象者の価値観や文化、ニーズなどに合ったイノベーションか。
複雑性	イノベーションを実行する、もしくは使うことが難しいと感じないか。
試行可能性	イノベーションを本格的にやる前に、試すことができるか。
観察可能性	イノベーションの採用や実行を他の人が見てわかるか。

（赤松利恵編『行動変容を成功させるプロになる栄養教育スキルアップブック』化学同人、2009年より）

⑨ コミュニケーション理論

　コミュニケーション理論は数多く存在し、特にシャノンとウィーバーが情報の基礎理論を提唱した。

　人間の行動はすべてコミュニケーションであり、声の調子、姿勢、表情、ジェスチャーなど、どれもコミュニケーションとして考えることができる。

　コミュニケーションの種類としては、言語的コミュニケーション（言葉や文字）、非言語的コミュニケーション（身振りや表情など）、その他コミュニケーション（パーソナルコミュニケーション、マスコミュニケーションなど）がある。言語的コミュニケーションのみでは、その意味を正確に伝えることは難しい。

実習事例 2-5

Dさん（55歳、男性）、身長168cm、体重82kgに対して、減量を目的とした栄養教育を行うこととなった。この章での実習内容をふまえ、対象者を把握するアセスメント項目を抽出しよう。また、調査に用いる質問紙を作成しよう。

2. 行動科学理論の活用法と評価　29

実習事例 2-6

グループで、以下の対象者の情報を整理しよう。さらに、課題を抽出し、栄養教育の優先事項を考えよう。

E さん（52 歳、男性）
家族構成：妻 50 歳、長女 18 歳、長男 16 歳
身長：175 cm、体重：85 kg（20 歳の頃の体重 66 kg　学生時代はテニスをしていた）、体脂肪率：25％、腹囲：90cm、喫煙習慣あり
家族歴：実父が 2 型糖尿病
血圧：150 mmHg/90 mmHg、TG：185 mg/dL、LDL-C：140 mg/dL、HDL-C：42 mg/dL、FBS：98 mg/dL、HbA1c（NGSP）：5.2％、AST：40IU/L、ALT：45IU/L、γ-GTP：55 IU/L
仕事：事務職

- 性格は朗らかで家族思いである。他人から誘われると断るのが苦手である。
- 朝は、ご飯（150 g）、味噌汁、小魚、野菜の煮物、ヨーグルトを食している（650 kcal）。
- 50 歳で部長になってから責任が重い仕事と接待が増えて、週に 2 回程度、外食時にアルコールを飲むようになった（アルコール量 40 g ／回、摂取エネルギー量 1500 kcal/ 回）。
- 仕事を終えて帰る時間が 22 時頃、その時間から妻が作ってくれた野菜が多い食事を食べている（家庭での摂取エネルギー量 800 kcal）。
- 最近夜中に甘いものを食べたくなって、メロンパン（100 g）を食べてしまう。
- 娘におなか周りが気になることを指摘された。そのため腹囲を減らしたいと考えている。
- 息子がサッカーをしており、妻と一緒に試合の応援に行くのが趣味。試合をする場所の周辺にテニスコートがあることを知り、体を動かしてみようと考え運動靴や運動をするためのウエアを買ったが、まだ運動をしていない。
- 職員とコミュニケーションをとるために昼食は会社の売店で売っているお弁当や食堂で食べている。選ぶのは丼物や麺類など 1 品料理を大盛りで注文することが多い（900 kcal）。
- 煙草は 20 歳頃から 20 本／ 1 日吸っていたが、35 歳〜45 歳くらいまでは家族に指摘されて禁煙していた。仕事が忙しくなってストレスも多くなり、50 歳から 20 歳頃と同様に喫煙するようになった。

調査用質問紙の一例

氏名	男・女	生年月日 （　　　）歳	職業等
身長　　　cm	体重　　　kg	BMI	
準備性（行動変容段階）			
健康状態			
栄養摂取状況			
食生活状況			
個人要因			
生活状況			
属性			
環境因子			
課題リスト			

【引用・参考文献】

1) 赤松利恵編『行動変容を成功させるプロになる栄養教育スキルアップブック』化学同人、2009年。
2) 一般社団法人日本小児内分泌学会ホームページ　http://jspe.umin.jp/public/himan.html
3) 足達淑子『ライフスタイル療法II　肥満の行動療法　第2版』医歯薬出版、2012年。
4) Becker, M.H., et al., Am J Public Health, 1974.
5) Ajzen, I., Attitudies, Personality and Behavior, 1988.
6) 逸見幾代・佐藤香苗編著『改訂　マスター栄養教育論』建帛社、2015年。
7) 池田小夜子・斎藤トシ子・川野因『サクセス管理栄養士講座　栄養教育論』第一出版、2016年。

第3章 栄養教育マネジメントの計画・実施

学習のポイント
◆対象に合わせた目標設定ができる。
◆栄養教育プログラムを作成することができる。
◆カウンセリング技法を理解できる。

1. 栄養教育計画

① 目標設定（評価指標の設定）

栄養教育を展開するには、対象に合った栄養評価（健康・栄養状態、生活習慣、環境等）項目を選択し、栄養診断をふまえ、課題解決の優先度を確認し、栄養介入のための栄養教育プログラムを作成する必要がある（図3-1）。

① Nutrition Assessment（栄養評価）
↓
② Nutrition Diagnosis（栄養診断）
↓
③ Nutrition Intervention（栄養介入）
　栄養補給　栄養教育　関連領域との調整
↓
④ Nutrition Monitoring and Evaluation（栄養モニタリング・評価（判定））

図3-1　栄養プロセス

メモ欄

32　第3章　栄養教育マネジメントの計画・実施

実習事例 3-1

実習事例 2-1 の栄養課題を改善するための栄養教育計画書（全体計画書）を作成しよう。

年　　月　　日

栄養教育計画書

対象者・人数	
テーマ	
テーマ設定の理由	
目標　学習目標 行動目標 環境目標 結果目標	
内容	
場所	
開催回数・時間	
担当者	
募集方法	
予算	

2　栄養教育プログラムの作成

　第2章の栄養教育アセスメントをもとに本章 1 で目標設定をし、その目標達成のための栄養教育計画（全体計画）を立てることを栄養教育プログラムの作成という。これは、学習者（クライアント）の健康に向けた望ましい生活習慣をめざすために、問題行動を改め、望ましい生活習慣になるよう行動変容を実現させ、習慣化させるだけでなく、QOL（生活の質）の向上も伴っているということが重要である。つまり、学習者を取り巻く環境や学習者の特性、ニーズに合ったものでなくてはならない。そのためには、身体状況や健康状況、さらに食生活習慣や運動習慣といった生活習慣の把握だけに目を向けるのではなく、学習者の考え、ニーズ、意思をしっかり把握したうえで、プログラムを作成しなければならない。

　目標達成のための栄養教育計画（全体計画）は、学習者を取り巻く環境、能力に合わせ、学習内容を適切に進められるように立案する。そのためには、その目標の達成に向けて、学習者にとって何ができて何ができないのか、どうすればそれができるようになるのかを見極める必要があり、このための十分なアセスメントが必要になる。

　そのようにして複数存在することが多い問題行動の中から、優先すべき問題点に絞り、その改善に向けた教育目標を設定し、その教育内容を決める。

1. 栄養教育計画　33

　そして、これを具体的にどのように進めるのかを示したものをカリキュラムとして作成する。これには、具体的な教育目標と教育内容として、学習者、教育実施者、教育場所、教育回数や時間、教育方法などを具体的に計画する。さらにそのカリキュラムを、栄養教育1回ごとにさらに詳しく計画したものを栄養教育案（指導案）という。これを的確に作成することが教育効果を大きく左右する重要な鍵となるため、十分吟味して計画する必要がある。この計画を、以下の順に従って進めていく。

（1）学習者の決定

　対象を大きく分ければ、個人と集団がある。

　個人の場合には、対象者が自立した日常生活を送れている場合には本人を学習者とするが、それが難しい場合には、食事の作り手である家族や、周りの人々が学習者となることもあり、さらには本人とその家族という両方のケースもある。

　集団の場合には、どのように集団を決めるのか、どのくらいの規模の集団にするのか等を決める。

（2）栄養教育カリキュラムの作成

　対象者のアセスメントから、重篤な問題や急を要する問題を解決するため学習目標を明確にし、その目標達成のための教育内容（全体計画）を作成する。それには、指導日時、指導順序、指導方法、使用する教材、費用、時間配分などを計画するため、栄養教育計画のための6W1H1B（表3-1）を考慮して作るとよい。また、プログラム実施途中や実施後に評価をするための評価指標を決めておくことが重要である（評価についての詳細は第4章を参照）。

表3-1　栄養教育計画のための6W1H1B

Who	誰が	教育者（医師、管理栄養士、栄養士、保健師、看護師　等）
Whom	誰に	学習者（個人、集団）
When	いつ	時間・期間、時刻、所要時間、回数
Where	どこで	場所
What	何を	教育内容
Why	なぜ	目的、目標達成
How	どのように	栄養教育方法、指導方法、媒体　等
Budget	予算	予算の計上、学習者の負担

　手順1）「テーマ（題材）」を決める。

　手順2）「テーマ設定の理由」を書く。これは、学習者が個人、集団のいずれの場合も、そのテーマ設定に至った個人や集団を取り巻く環境の中で、問題となる背景を抽出する。さらに個人や集団にとって起こっている問題や対象者のニーズ等を確認したことを書き、テーマ設定に至った理由とする。

　手順3）学習目標、行動目標、環境目標、結果目標を書く。

34 第3章 栄養教育マネジメントの計画・実施

手順4) 栄養教育を行う期間や日時、1回に行う学習時間を決め、実施する回数を決める。

●教育（学習）時間／日

個人を対象とする場合：おおよそ 20～30 分

集団を対象とする場合：おおよそ 60～90 分

手順5) 栄養教育実施途中、または実施後の評価指標を決める。

（3）栄養教育案（指導案）の作成

　1回ごとの指導内容、教育内容を記したもので、様式に明確な決まりはないが、多くの場合「導入→展開→まとめ」の形で書くことが多い。一般的、画一的なものにならないように注意し、個々人に対応した、より具体的で実践可能な方策を提示する。

手順1) 1回ごとに目標達成につながる「テーマ（題材）」を決める。

手順2) 「指導のねらい」として、指導者側の立場に立った目標を書く。

手順3) 「目標」として、対象者が達成可能な「学習目標」「行動目標」を書く。

手順4) 指導内容を「導入・展開・まとめ」に添って書く。

それぞれの内容詳細は以下のようである。

●導入：目的の確認、学習者への動機づけ、問題提起

栄養教育計画のテーマに関して、学習者がどのような知識、考え、スキルをもっているのか確認する。

例）子どもたちなどに対しては、動機づけとして、ゲームなどを取り入れ楽しい話の中で進めていくという方法もある。

●展開：栄養教育案の中心部分である。教育の流れを順序よく書き、それぞれの具体的な学習内容を加えて書く他、使用する教材等をわかりやすく書く。

どのような流れでどのように指導するのかを明確にする。

●まとめ：実践した栄養教育の学習ポイントを確認する。

そのうえで学習者が、今後行うべき行動目標を明確に理解し実行しようとしているのかを確認する。

手順5) 評価方法、評価指標を書く。

学習者がどのように行動変容すれば、この栄養教育による効果だと考えられるのか。それを何の指標をもとに確認するのかを明確に決めておく。

表3-2　栄養教育案の例

例）学童期・思春期の指導案

平成○年○月○日（○曜日）午前○：00〜

対象：○○小学○年生

○年 No. ○○○氏名_____

1. **テーマ**　　「学童期・思春期の肥満予防、肥満改善の対策、献立紹介」

2. **教育目標**

　学童期、特に思春期の肥満は成人肥満に移行しやすく、将来動脈硬化、脳梗塞、心疾患などのさまざまな生活習慣病につながることを理解させる。食事は1日3回、野菜を増やした食事とし、夕食は控えめに、夜食は摂らないように指導する。また、外遊びをさせることによって運動量を増やすよう促す。

3. **テーマ設定の理由**

　平成○○年全国体力・運動能力・運動習慣等調査により、学童期の小学生男子の9.9%、女子では7.8%が肥満傾向児である。また、思春期の中学生では男子の7.9%、女子の6.8%が肥満傾向児である。学童期における肥満の原因として考えられることとしては、①食事の欧米化（肉食を中心に動物性食品が多いなど）、②いつでも買い食いできる環境、③生活リズムの複雑化（不規則な食事）、④運動不足があげられている。そして学童肥満は、成人肥満と同じく耐糖能異常、脂質異常症（高脂血症）、高血圧など生活習慣病を伴うものもみられる。さらに学童期の肥満は40%が成人肥満につながり、思春期では70〜80%が成人肥満につながるとされている。思春期の肥満が成人期肥満につながりやすいのは、思春期には体格が形成されてしまうこと、生活習慣が決まってしまうことが原因にあげられる……〜〜〜（中略）〜〜〜……

　以上のことを保護者の方々に理解してもらい、学童期の肥満を減らしたいという思いでこのテーマを設定した。

4. **目標設定**

①結果目標：望ましい食生活を形成し、肥満を予防する。

　　　　　　1日3回の食事をする。

②行動目標：野菜摂取を増やしたバランスの良い食習慣を身に付け、運動量を増やすことで肥満を解消する。

③学習目標：・朝食を欠食することなく1日3回食事することが大切であるとわかる。

　　　　　　・野菜の摂取を増やすために毎食野菜を取り入れようとする。

　　　　　　・意識的に外で遊ぶ機会をつくり、運動しようとする。

5. **評価指標**

①学童肥満児の食生活調査を行い、1日3食、食事ができているか。

②毎食野菜が摂取できているか。

③毎日外で遊び運動する習慣が身に付いたか。

36　第3章　栄養教育マネジメントの計画・実施

表3-3　栄養教育案（指導案）の例（指導時間20分の場合）

	学習内容	指導内容	資料・教材
導入5分	1. 学童期の肥満の割合を知る。 2. 今までの食事や生活について振り返る。	○学童期の肥満傾向児の割合を説明しそれを知ってどう感じたか発言させる。 ○今までの食事頻度、内容は適切だったか、運動習慣はどうだったかを考えさせ、発言させる。	肥満児割合（平成○年度全国体力・運動能力・運動習慣等調査）
展開13分	3. 学童期肥満の原因を知る。 4. 肥満を予防、改善のための対策例を知る。 5. 肥満を改善するための献立を知る。	○食習慣と運動（エネルギー量）と肥満の関係を理解させる。 ○朝食欠食と肥満の関係を理解させる。 ○1日3回の食事の重要性を説明する。過度の間食、ドカ食い、夜食の低減等。 ○野菜の摂取量増の減量効果について理解させる。 ○1日の野菜摂取目標量を教える。 ○運動をすることで血糖値の上昇を抑え、体重減少、心肺機能を強化することなどを理解させる。 ○エネルギー摂取量の少ないレシピの紹介をする。 ○適正なエネルギー量で野菜が多い献立の紹介をする。 ○食材以外でカロリーを減らす工夫を紹介する。	学童肥満児の朝食欠食率（平成26年度全国体力・運動能力・運動習慣等調査） 学童期の野菜の摂取量（平成26年の国民健康・栄養調査） 教材（ダイエットレシピ）
まとめ2分	6. 取り組み内容の確認する。	○食事の回数を1日3回にする。 ○過度の間食、夜食を減らす。 ○野菜を多くした料理を作る。 ○適度な運動をする。	食事調査票

メモ欄

実習事例 3-2

栄養教育計画（全体計画）書をもとに 1 回分の栄養教育案（指導案）を作成しよう。

栄養教育案（指導案）

実施予定日：＿＿＿＿ 年＿＿＿＿ 月＿＿＿＿ 日（＿＿）　場所：＿＿＿＿＿＿＿＿＿＿＿　時間：＿＿＿＿ 分

指導者：

　　　1．対象者：＿＿＿＿＿＿＿＿＿＿＿＿＿＿＿＿＿＿　（　　　名）

　　　　　対象者の実態：

　　　2．テーマ：

　　　3．テーマ設定理由：

　　　4．目標：①
　　　　　　　　②
　　　　　　　　③

　　　5．教育の進め方

	分	学 習 内 容	指導内容（発問・指示を具体的に）	指導上の留意点／教材
導入				
展開				
まとめ				

　　　6．評価

2. 栄養教育の実践

 教材

(1) 教材

　教材とは、教育目標をより効果的に達成するための補助的手段である。私たちの知識や記憶のほとんどは視覚から得ると言われるほど、視覚に訴えかける教材はよりわかりやすく学ぶために効果的であり、理解を深めるには重要な役割を果たす。そのために、栄養教育においても、有効に教材を使うことが、栄養教育効果を上げ、教育目標の達成につながりやすくなる。

(2) 教具

　教具とは、教材の有効性を高め、活用するための機器、道具のことをいう。
　例）そのテキストとしての印刷物や、OHP、スライド等を用いて提示する時に必要な道具のこと。

　主な教材の一部について、その種類と特徴をまとめて表3-4に示す。

表3-4　栄養教育の教材とその特徴（一部）

種類	具体例	特徴、留意点
印刷物	リーフレット	1枚刷りか、それを折りたたんだ印刷物。要点を絞って記載されているため、短時間でわかりやすく理解できる。
	パンフレット	数ページ以上ある仮とじの小冊子。テーマごとに1冊として作られることが多い。情報が多すぎるとわかりにくくなるので注意が必要である。
	記録表・記入表	自分自身で行動の記録等を行うセルフモニタリング法であり、自分の行動の把握がしやすいことから、動機づけとなりやすい。書きやすい表となるような工夫が必要。
視聴覚機材	スライド	ポジフィルムを投影する静止画や、パソコンソフトPowerPoint等の静止画や動画も含め、専用のプロジェクターで投影する映像のこと。暗い室内で映す必要があるため、対象者がメモをとるのは難しいことがある。
	OHP	OHPフィルムに専用のプロジェクターで光を当て投影する静止画のこと。プレゼン途中で書き込みもできる。部屋を暗くする必要はない。
	OHC	書画カメラとも呼ばれ、写真、立体物、本等をそのままプロジェクターを通じて投影できるもの。部屋を暗くしなくてもよい。
掲示・展示物	ポスター・パネル	ポスターは張り紙、パネルはポスターの耐久性をよくするため加工したもの。学校や企業、団体、地域などへの普及活動に活用できる。
実物	食品・料理・食事	視覚的に捉えやすい実物は、何よりの教材となり得る。一目瞭然で正しい食品選びや量が理解可能である。
模型	フードモデル	実物よりも、腐敗、においを気にせず衛生的で利用しやすい。実物同様一目瞭然で理解しやすい。

2. 栄養教育の実践　39

実演	パネルシアター	フランネルボードにフランネルで作った食品や登場人物などのパーツを貼り、劇や教育をする。危険がないため、特に子どもに対する教育に向いている。
	エプロンシアター	胸当てのエプロンを舞台にして人形や食品、料理などのパーツを用いて物語を演じる。持ち運びも軽く、一人で演じられる利点がある。子どもの教育に向いている。
	ペープサート	絵を描いた紙に棒をつけ、劇を演じながら教育する。特に子どもには興味関心を持ってもらいやすく、楽しい雰囲気の中で教育できる利点がある。

(教材例)

①ペープサート　　　　　　　　②エプロンシアター

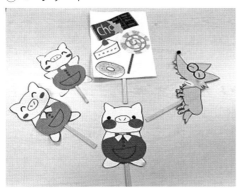
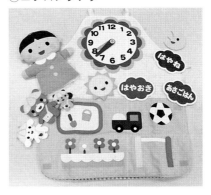

③パネルシアター（フランネルボード）　　④フードモデル　その１

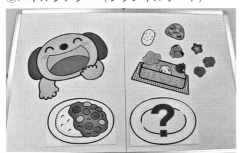
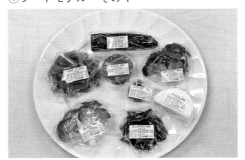

④フードモデル　その２　（同じ食品でも切り方による違いがわかる）

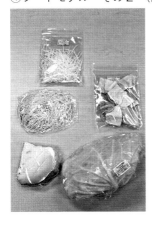
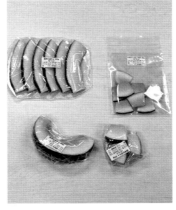
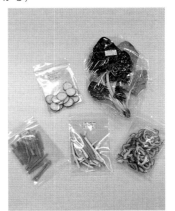

40　第3章　栄養教育マネジメントの計画・実施

（3）コンピュータを使った教材

　管理栄養士・栄養士の仕事には、コンピュータは必須である。献立の栄養価計算のほか報告書などを作成するワープロソフト、計算やグラフ作成のための表計算ソフトがある。また講演や学会発表には、プレゼンテーションソフトを使う。栄養教育用の教材はこれらすべてのソフトウェアを駆使し、効果的なオリジナル教材を作成する。本実習ではコンピュータを使って栄養教育で使う教材・媒体を作成してみる。

実習事例 3-3

コンピュータを使ってオリジナル教材を作成してみよう。

実習事例2-1 、 実習事例3-1 の栄養教育計画をもとに 実習事例3-2 の栄養教育案（指導案）を作成して対象者、テーマ、ねらい（目標）、内容などを整理し、どのような教材を使えば指導したい内容を効果的に伝えることができるかを考えて作成しよう。

●コンピュータを使ったオリジナル教材の例

　　パワーポイントを使った電子紙芝居

　　手描きで作成した紙芝居をスキャン（またはデジカメで撮影）し、パワーポイントに画像を貼り付ける電子紙芝居

　　パワーポイントを使ったプレゼンテーション

　　パンフレット、リーフレット、ちらし、ポスターなど

　　調理実習のための献立表

　　卓上メモ（栄養マメ知識）

　　行事食を提供するときのカード

　　給食だより

【著作権等に対する配慮】

　他者の権利を不当に侵害しないことや法律等のルールを順守する。たとえば、既存資料を使用する場合には、著作権はどこ（誰）にあるか確認し、出典、出所について明確にし、教材に記載することが必要である。

❷　学習形態

（1）学習形態の種類と方法

　学習形態とは、学習活動の形態のことであり、学習者に対して指導者が一斉に学習させる一斉学習や少人数の集団で学習するグループ学習、個人で学習を行う個別学習がある。さらに一斉学習は講義法と討議法の学習方法があり、グループ学習には討議法と体験学習がある。また一斉学習とグループ学習を混合した学習方法はワークショップという。

　教育者は、それぞれの教育目標に合わせて学習者に適した方法となるように学習方

法を選択する（表3-5）。

また集団教育の討議法等を実施する際の人の配置イメージを図3-2に示す。

表3-5 学習形態別の学習方法

学習形態		学習方法（例）
一斉学習	講義法	レクチャー
	討議法	シンポジウム、パネルディスカッション、フォーラム
	その他	実演（デモンストレーション）、マスコミュニケーション
グループ学習	討議法	座談会、6-6式討議法、バズセッション、ブレインストーミング
	体験学習	ロールプレイ、実験・実習
	その他	ピア・エデュケーション
一斉学習とグループ学習の混合型		ワークショップ
個別学習	自己学習	個別栄養相談、通信教育（インターネット等）、プログラム学習

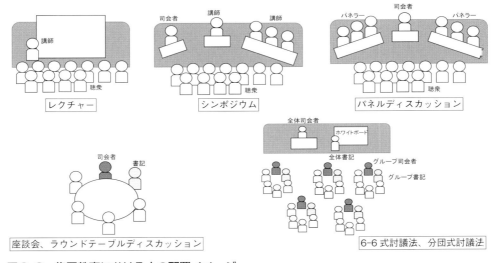

図3-2 集団教育における人の配置イメージ

表3-6 学習方法別の特徴

学習形態・学習方法	特　徴
一斉学習	教育者にとって時間、労力が効率的。学習者の理解度の確認が困難。
レクチャー	講義を行う。多数の学習者に情報を提供できる。
シンポジウム	領域の異なる専門分野の講師が発表を行う。課題に対する多面的理解を助ける。
パネルディスカッション	学習者の中から選ばれた、立場・知識・経験・意見の異なるパネリストが発表を行う。パネリストは課題の整理や問題の明確化ができ、聴衆はモデリングができる。
フォーラム	レクチャーフォーラム、スライドフォーラムは課題に対して講義やスライドなどを用いて課題説明を行い、討議する。課題を多数の学習者に理解させることができる。 ディベートフォーラムは対立する見解の講演を行い、討議する。課題に対する自己の見解を確立できる。
実演	実演をする。基本的技術や技術的要点を理解できる。実習前に行うと学習の狙いと成果を確認できる。
マスコミュニケーション	不特定多数に情報を伝達できる。学習者の情報のとらえ方に留意。
ワークショップ（グループ学習の要素も持つ）	全体討議で課題を説明し、分科会で意見をまとめ全体に報告し、総括する。討論や教育者（ファシリテータ）の助言により課題解決につながる。
グループ学習	学習者1人1人の意見や考えが表に出やすい。グループダイナミクスの効果が期待できる。
座談会	全員の顔が見えるように円形に座り、自由に意見を出す。教育者は全員の状況を把握できる。
6-6式討議法	6名ずつのグループに分かれ、1人1分間で意見を言う。短時間で全員の意見を把握できる。
バズセッション	6～10人を1グループとし、自由に討議する。
ブレインストーミング	自由に意見を言い、他人の意見を批判しない。問題の明確化、独創的な発想や解決法が期待できる。
ロールプレイング実習	テーマについて場面設定をし、役割を持ち即興で演技する。具体的問題点を明確にしたり、新たな解決法を考えていく。学習者はモデリングの機会を得る。
ピア・エデュケーション	学習者にとって身近で信頼できる仲間を教育者とする。
ワークショップ	上記参照。
個別学習	学習者の特性に合った学習が可能。教育者にとって時間と労力が非効率的な場合もある。
個別栄養相談、栄養カウンセリング	個別の問題点を明確にし実践可能な解決方法を考えることができる。
通信教育（双方向性）	遠隔地、時間的制約があるときに利用される。
プログラム学習	プログラム化された教材を使う。学習者は自分のペースで学習を進め、フィードバックを受けることができる。

（2）学習形態・方法の選択と組み合わせ

　栄養教育を行うにあたっては、学習形態・方法を複数組み合わせて行うことで相乗的な教育効果が期待できる。その場合は、それぞれの学習形態の特徴や得られる効果などを十分に考慮したうえで最も効果的な方法を検討する。実施後は評価を行い、指導計画の見直しを行う。参加型学習や問題解決型学習（PBL）を組み込むことで学習者の意欲を高められるように指導計画を立てる。

　ジュニアアスリートに対する食育支援の学習形態の組み合わせ例を表3-7に示す。

表3-7　複数の学習形態を組み合わせた教育方法（例）
対象者：スポーツ活動をする児童・生徒
目的：ジュニアアスリートの健全な成長のための食育支援

	目的	学習形態と方法		学習内容
第1回	自己の食習慣を知る	個別学習	個別栄養指導	食事アセスメントの結果を学習者にフィードバックし、課題を整理する
第2回	ジュニアアスリートの食事の基本を理解する	一斉学習	講義	ジュニアアスリートの食事の基本についての講義を行う
第3回	ジュニアアスリートの食事の基本のための調理実習	グループ学習	体験学習（調理実習）	調理実習と試食を行い、1食当たりに摂取する食事量と食事バランスを理解する
第4回	主食、主菜、副菜、乳・乳製品、果物の5つのグループの身体への働きについて理解する	グループ学習	ラウンドテーブルディスカッション	グループで話し合いをし、主食、主菜、副菜、乳・乳製品、果物の5つのグループを摂取することの大切さを理解する
第5回	食育支援の評価	個別学習	個別栄養指導	食習慣や食行動の効果についての評価および課題解決に向けての個別相談

③　栄養カウンセリング技法

（1）行動カウンセリング

　食行動の変容を目的として行われる栄養カウンセリングを行動カウンセリングという。カウンセラー（指導者）は、クライアント（患者、相談者、学習者）が主体的に問題解決できるよう導くことが基本である。

（2）ラポールの形成

　カウンセリングを進めるには、クライアントとの間に信頼関係を形成することが必要である（ラポールの形成）。また、カウンセラーとしての基本的な態度（カウンセリングマインド）を身に付けることが必要である。

(3) カウンセリングの基礎的技法
①カウンセリングの際の位置
　クライアントが安心して話ができるよう、カウンセリングの際のカウンセラーとクライアントの位置関係も重要である。位置関係は図3-3のとおりである。

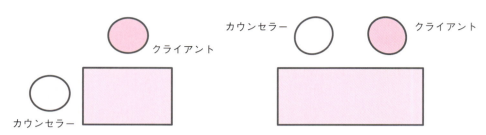

図3-3　カウンセリングの際の位置

②クライアントへの信頼
　カウンセラーはクライアントを信頼し、尊重することが重要であり、信頼関係を築くための第一歩である。
③傾聴
　相手の話を、自分の意見を言ったり、評価をしたりすることなく、中立的な立場で十分に聴くことが必要である。
④受容
　あるがままの姿を尊重し、クライアントに肯定的な関心を抱き、その感情や言葉を無条件に受け入れることである。
⑤共感的理解
　クライアントと同じ立場に立ち、一緒になって感じたり考えたりする。同情や同感とは異なる。
⑥非言語的態度の理解
　クライアントの声のトーン、目つき、表情の変化や、身振り手振りなどのジェスチャー等、言葉では表すことのできない非言語的態度を注意深く観察し、理解することが大切である。
⑦沈黙の尊重
　クライアントが考えをまとめているときや、気持ちを整理している沈黙は大切な時間である。その時間を妨害しないようにする。また、この沈黙の意味を理解するよう心がける。
⑧明確化
　クライアントが、抱えている問題をカウンセラーに話すことで整理し、問題点を明確にしていく。カウンセラーは、クライアントには順序よく話す必要がないことを伝え、話したいことが話せるような環境を整えるとともに援助する。

⑨適切な質問

適切な質問をしながらカウンセリングを進めることとなるが、クライアントは質問ばかりされると尋問されているように感じてしまうことがある。質問の仕方には注意する必要がある。

質問には開かれた質問と閉ざされた質問とがある（表3-8）。閉ざされた質問は決定を誘導しているため、迷っていたり、曖昧な感情状態のときは、開かれた質問が有効である。開かれた質問と閉ざされた質問を組み合わせて行う。

表3-8 開かれた質問、閉ざされた質問

開かれた質問	閉ざされた質問
「どうされましたか」、「どのように思いますか」等の漠然とした質問	「はい」、「いいえ」で答えられる質問
漠然としていて答えにくい 広範囲な発言が可能	決定を誘導してしまう 意思の確認には有効

⑩自己決定

カウンセラーは問題解決に向けて、いくつかの方法を提案したり、クライアントと一緒に最適な方法を検討するが、どの方法を用いるかは最終的にはクライアントが決定する。

 コーチング技法

(1) コーチングとは

コーチングとは、指示・命令ではなく、相手に自ら考え、自ら行動するように促すコミュニケーション技法の一つである。

コーチングは「自発的な行動を促し、成果を出すコミュニケーションのスキル（技術）」である。

コーチングでは「答えはその人のなかにある」と考え、相手を「できない人」ではなく、「できる可能性がある人」と考え、相手の能力を100％信じる。「傾聴」「質問」「提案」「承認」などのスキルを使い、相手の考え方や能力、知識などを引き出す。質問には、未来質問・過去質問、肯定質問・否定質問があり、対象者が前向きな考えに至るような質問をし、自己決定をうながす。そして、ゴール（目標）を達成する最善策を話し合い、行動が起こせるようサポートする[1]。

(2) コーチングの起源

コーチのもともとの語源は、馬車（coach）をさす言葉として使われていた。そこには「大切な人をその人の望むところに送り届ける」という意味がある。19世紀末に、英国でボート競技の指導者をコーチと呼ぶようになり、しだいにスポーツ競技の指導者をコーチと呼ぶようになった[1]。

46 第3章 栄養教育マネジメントの計画・実施

実習事例 3-4

実習事例 2-6 を用いて、問題行動に対してどのような行動変容技法を用いるか考え、実際の活用事例を記入しよう。

※主な行動変容技法について、理解を深めておこう。

行動技法名	具体的方法
目標設定	
自己監視法 （セルフモニタリング）	
オペラント強化法	
刺激統制法	
反応妨害法	
食べ方の変容	
社会技術訓練 （ソーシャルスキルトレーニング）	
認知再構成法	
再発予防訓練	
社会的サポート （ソーシャルサポート）	

実習事例 3-5

グループ内で、対象者、管理栄養士、観察者（評価者）に分かれ、以下の手順に従ってロールプレイを行ってみよう。

※事前学習：カウンセリング技法への理解を深めておこう。

手順

①カウンセリングの実施

　対象者：自分の将来について考えていることを、5分間で伝える。

　管理栄養士：「傾聴」、「受容」、「共感的理解」に心がけ、会話の途中で「伝え返し」
　　　　　　　などの技法もとり入れ、話をよく聴き、会話の最後に「要約」を行う。

　観察者：対象者の表情や管理栄養士の態度をよく観察しておく。

②評価・反省

　観察者：管理栄養士の様子を評価し、伝える。

　対象者：管理栄養士の関わり方への感想を述べる。

管理栄養士：自己の関わり方について、気付きや反省を述べる。

③全体討議

　グループ間で意見交換を行う。

48　第3章　栄養教育マネジメントの計画・実施

実習事例 3-6

次の事例について、質問を考えよう。さらに、考えた質問を「開かれた質問・閉ざされた質問」、「未来質問・過去質問」、「肯定質問・否定質問」に区分しよう。

Aさん（48歳、男性）、会社員、身長171cm、体重78kg。

妻、子ども（1人、高校2年生、男子）の3人暮らし。

健康診断で、血圧、血糖値、血中中性脂肪値がやや高いと指摘を受けたが、食べることが大好きなので、食事制限があると困ると思っている。

【引用・参考文献】

1）柳澤厚生編著、鱸伸子・平野美由紀 『ニュートリションコーチング』医歯薬出版、2006年、pp.1-2。

2）小松啓子・大谷貴美子編『栄養科学シリーズNEXT　栄養カウンセリング論　第2版』講談社サイエンティフィク、2010年。

3）影山なお子『臨床栄養別冊　食コーチング　食事相談が変わるコミュニケーションスキル』医歯薬出版、2007年。

第4章 栄養教育マネジメントの評価

> **学習のポイント**
> ◆栄養マネジメントでの評価項目が理解できる。
> ◆評価項目に沿った評価指標を設定できる。
> ◆統計処理方法が理解できる。

1. 評価法

 評価項目と内容

栄養教育プログラムを評価するために、さまざまな文献を探しても一般化された既存の手法がないと感じるかもしれない。それは、短期的な教育プログラムの実施か、長期間にわたって実施する包括的なプログラムか、または内容によって評価の方法が異なるからである（表4-1）。評価は栄養教育の全体のプロセスの一部として進行することを心得ておくべきである。

評価は反省すべき課題を明らかにすることばかりではない。栄養教育内容に効果があったとわかれば、ポジティブ気づきが得られ、対象者のみならず、栄養教育プログラムにかかわるすべての関係者のやる気が高まる心理的効果ももっている。栄養教育計画を明確に説明し、「何を、いつ、どのような目的で評価するのか」を同時に検討することが大切になる。栄養教育はマネジメントサイクル（図4-1）によって実施

表4-1 栄養教育プログラムの評価のポイント

・計画した栄養教育の目標や目的は達成されたか。
・プログラムは、学習者のウェルビーイング（幸福、充足）を向上させたか。また、目標行動や介在変数にインパクトを与えたか。
・メッセージや内容は学習者に合っていたか。
・教育の取り組み方や活動方法（形式、期間、頻度など）は、学習者集団に合っていたか。目標や目的の達成に寄与したか。
・プログラムは計画通りに実施されたか。もし計画通りでない場合、それはなぜか。
・学習者に参加の機会とフィードバックを提供できたか。
・出資者に対して、出資は適正に使用され、目的や比較的広い社会の目標に貢献したという科学的根拠を提供できたか。

（Contento, Isobel R.『これからの栄養教育論——研究・理論・実践の環』第一出版、2015年より）

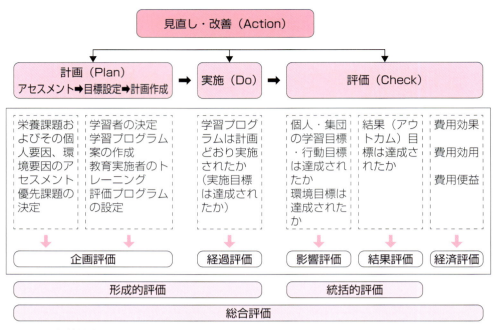

図4-1　栄養教育のマネジメントサイクル
（武見ゆかり・赤松利恵編『栄養教育論 理論と実践』医歯薬出版、2013年、p.52を改変）

表4-2　主な評価項目と評価内容

評価項目		評価内容
形成的評価	企画評価	アセスメントにより対象者の問題行動、優先課題を適正に把握できたか（ニーズアセスメント）。そのための教材作成や教育者研修は適正に行えたか。
	経過評価	プログラムは対象とする人に届いたか、計画通りに実施されたかというプログラム実施上の評価である。何がうまくいって何がうまくいかなかったか、なぜそうなったか、など、成功と同時に失敗を検証するうえで有益になる。参加者が少なかった場合は、日程、時間、場所、参加費、対象者へのニーズが適正だったかを考える必要がある。より良い計画実施にするために実施途中で計画を変更することも可能である。
総括的評価	影響評価	プログラムによって観察された効果に関する評価。この評価を適正に行うためには、教育介入したこと以外の説明要因を排除できるよう計画をしっかりと立てる必要がある。環境目標、学習目標、行動目標達成によって評価できる。
	結果評価	最も高い関心がもたれる評価である。結果評価の効果の指標と測定方法を特定する。早い段階で評価機能を明確にしておくことが重要になる。
	経済評価	実施した栄養教育の費用対効果のこと。栄養教育の結果そのものとの比較が費用便益効果、栄養教育と個人的主観的な効用に対して企画したのが費用効用分析である。

されることから、栄養教育の評価が次回の教育の改善策につながるように指標や方法を決定することが重要になる。主な評価項目と評価内容は**表4-2**に示す。

1. 評価法　51

実習事例 4-1

グループに分かれ、**実習事例 3-1** に関連した各評価項目と、それを判定するための評価の仕方を整理しよう。表4-2のように実施に対する評価（形成的評価）と実施による効果に対する評価（総括的評価）に配慮しよう。

	評価項目	評価の仕方
企画評価		
経過評価		
影響評価		
結果評価		
経済評価		

・適切な評価計画を選択し、インパクトを測定する。

　評価計画や評価設計の目的は、評価結果が栄養教育の結果によるものであり、他の交絡因子によるものではないことを確証することである。したがって、評価計画に、得られた結果に対応する説明を制御できるように設計する。これにより、プログラムの真の影響を測定することができる。教育介入の強度、期間、頻度と実施される文脈、時間や専門的技術の有無といった条件の中で、最適な計画によって設計の性質は大きく変わってくる。

　真の実験設計または無作為割り付け実験設計（RCT）は、研究目的に対して理想的であると考えられ、臨床研究では日常的に用いられている。設計の際には、個人、学校、職場を2つの群に無作為に割り付け、一方に栄養教育を行い、もう一方には通常の教育か、関係のない介入を行う。両方の群について介入前後に調査を行う。この評

価方法の最大の利点は、無作為割り付けのプロセスで、アウトカムの有意差がプログラムによることを確証できることである。不利な点は、無作為化が、実際の現場では困難なことである。

❷ 評価の実際

対象者が目標行動を設定したら、対象者が記録しやすいノートやカレンダー、手帳などを利用して目標項目が達成できたら「○」、十分とは言えなかった場合は「△」、実行できなかったら「×」と自己評価をしてもらうようにする（表4-3）。当日の体調や感じたことなど、自由記述欄も設けるとよい。教育者は1カ月に一度等、期間を設けて内容をチェックし、目標行動の達成度に応じて項目を入れ替えたり、達成ができないものや、すでに達成してしまった目標項目を外す作業が必要になってくる。

表4-3　自己評価表

目標項目	○月○日	○月○日	○月○日	○月○日	○月○日
自由記述					

目標項目例としては、間食は1日1回のみ、毎日20分のウォーキング、毎食一皿の野菜料理、1日1回の体重測定がある。自由記述には天候や体調について書いてもらう。

記録をつけるのはとても大変なことなので、継続して記入してもらえるようにサポートしていく必要がある。行動の変化に注目し、改善されたところを評価して、自信を高めることが大切になる。また、張り切って、書いてある行動よりも高い目標を実行して、ストレスがたまっていないかチェックする必要もある。一連のプログラムが終了したら、対象者だけでなく、教育内容全体についてもアンケート（表4-4）を行うとよい。

表4-4　教育内容の評価（例）

1. あてはまるものに○をつけてください			
1日に歩く時間 約（　　）分	40分以上	30分以上	30分未満
20～30分まとめて歩く	週3回以上	週1～2回	な　い
ラジオやテレビ体操、柔軟運動は	よくやる	時々やる	あまりしない
1日に2～3回は階段を利用	よくある	時々	あまりない
歩く速さは	早　い	普　通	遅　い
暇なときは家でゴロゴロしている	あまりない	時々	よくある
揚げ物や脂肪の多い肉を食べる	週1回程度	週2～3回	週4回以上
単品物（ラーメン、カレー、丼物）を食べる	週1回程度	週2～3回	週4回以上
外食は（昼、夕食含む）	週3回以下	週4～5回	週6回以上
間　食	ほとんどしない	1日1回位	2回以上
野菜、海藻やキノコなどは	多い	まあまあ	少ない
夜10時以降の食事	あまりない	時々	よくある
食べるのが	ゆっくり	普　通	早　い
満腹まで食べることが	な　い	時々	よくある

2. 1カ月というプログラム期間は　・長　い　・適　当　・短　い

3. 最初の目標の選択は　　　　　・難しかった　・スムーズにできた　・適当に選んだ

4. 記録について　・その日のうちに記録　・1週間くらいまとめて記録　・まちまち
　　シートは―　　・使いやすかった　・もう少し工夫がほしかった　・どちらでもない

5. プログラムを続ける励みになったことは何ですか。（当てはまるものすべてに○）
　　・記念品　・記録　・1カ月間だけだった　・健康に良さそう　・達成率の計算　・その他

6. 目標とした行動はこれからも続けられそうですか。
　　・だいたいできそう　・半分くらいならできそう　・元に戻りそう

7. 配った小冊子について　・しっかり読んだ　・ざっと読んだ　・斜め読みした　・読まなかった
　　内容は―　　　　　　・役に立った　・少しは役に立った　・役に立たなかった

8. このプログラムは体重コントロールに
　　・役立った　・まあまあ　・少しは　・役に立たなかった

9. この催しがまたあれば参加しますか。　・参加したい　・参加しない　・わからない

10. ご意見ご感想など自由にお書きください。

　　　　　　　　　　　　　　　　　　　　　　　　　　　　　お名前

（厚生労働科研健康科学総合研究事業『行動科学に基づく簡便な生活習慣改善プログラムの開発と効果の概念』2003年より）

2. 統計処理法

 統計解析の必要性

　個人や集団の栄養・健康状態やさまざまな食生活に関する要因を判断するときには、客観的な視点が必要である。また、栄養教育の実施において、それまでの経験や

54　第4章　栄養教育マネジメントの評価

予備知識だけで介入すべきではない。経験を客観的なデータとして蓄積し、それをもとに判断すべきである。そのためには、専門職間で共有できるようにデータを整理することが大切である。また、自分自身が研究調査を行いまとめる場合も、他者の研究調査結果を理解するうえでも、統計的内容を解析する力は必須となる。

しかし、蓄積されたデータは判断材料の一部でしかない。最終的に専門家に求められる力は、データをどのように対象者に応用するか、判断する力である。

❷　統計解析の実際

統計解析をするためには、(1) データを収集し、(2) データの特徴を見出し、(3) 客観的に検討する、という段階を踏む。

(1) データを収集する

研究対象となる集団を母集団といい、小学生、県民、国民などであり、国勢調査は全数調査の代表である。母集団そのものを調査できれば、正確な現状の把握ができる。しかし、時間、労力等を考えても、すべての調査を全数調査することは現実的ではない。

標本とは、母集団から抽出された集団であるが、抽出した標本の代表値や分布などの特徴を明らかにして、それをもとに母集団の様子を推測するという手段をとる。この場合に注意すべきことは、標本抽出が偏ると母集団の真の姿を見出すことができなくなるということである。そのため、標本抽出は、無作為抽出を行うべきである。系統抽出法や層化抽出法も無作為抽出法の一つである。

(2) データの特徴を見出す

データには質的データと量的データがある（表4-5）。

表4-5　データの分類

	尺度	特　徴
質的データ	名義尺度	数値の順序に意味がない
	順序尺度	数値の順序に意味がある
量的データ	間隔尺度	数値に意味があり、絶対ゼロ点なし
	比尺度	数値に意味があり、絶対ゼロ点あり

※ 量的データには、連続データと離散データがある。

質的データは、カテゴリーと度数を対応させ、度数の散らばりを示すグラフや表を作成し、視覚化する。また、2つの変数の関係を検討する場合、クロス集計を用いる（図4-2）。

量的データの場合は、度数分布表を作るが、連続する数値を扱うため階級で区分してグラフ化する。複数の群間で比較する場合は、棒グラフや箱ひげ図を作成し、その特徴を表現する。また、時系列の変化を示したい場合は折れ線グラフを、2変数の関

係性を示す場合は散布図を用いる（図4-3）。

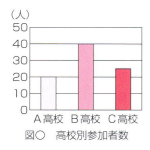
図○　高校別参加者数

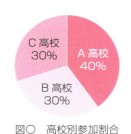
図○　高校別参加割合

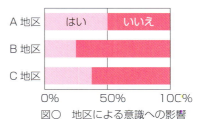
図○　地区による意識への影響

表○地区別参加の有無

区分	参加	不参加
A 地区	25	12
B 地区	37	5
C 地区	24	17

(人)

図4-2　データの視覚化

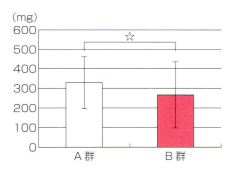
図○　カルシウム摂取量の違い
データは平均±標準偏差で示す。
☆$p<0.05$、対応のないt-検定

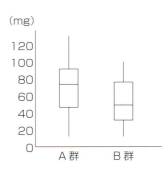
図○　ビタミンC摂取量の違い

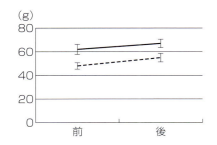
図○　指導によるたんぱく質摂取量の変化
データは平均±標準偏差で示す。
☆$p<0.05$、対応のあるt-検定

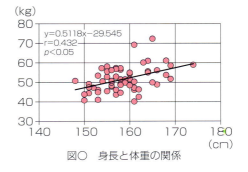
図○　身長と体重の関係

図4-3　複数群のデータの視覚化

56　第4章　栄養教育マネジメントの評価

　データ分布の特徴を示す数値として、データの中心を表す「代表値」とデータのばらつきの程度を表す「散布度」がある（表4-6）。これらの数値によりデータの特性をより客観的に表現することができる。上述の複数の群を比較する場合に用いるグラフ等は、代表値と散布度を用いて作成する。

表4-6　データ分布の特性

特性値		特　徴
代表値	平均値	広く用いられる代表値で、データの総和をデータの個数で除した値。外れ値に影響されやすい。
	中央値	データ分布の中心を示す。データを大きさの順で並べ、ちょうど中央に位置する値。外れ値に影響されにくい。
	最頻値	最も度数が高く、頻繁に出現する値。量的・連続データの場合は用いることは困難。
散布度	分散	平均からのばらつきを表す値。
	標準偏差	平均からのばらつきを表す値。分散の平方根で計算される。
	四分位範囲	中央値に対応するばらつきの指標。
	変動係数	単位や平均値が異なる場合に比較することができるばらつきを表す値。

（3）データを客観的に検討する

　得られた標本データの特徴から、母集団や母集団間の特徴を一般化する必要がある。母集団の特性を推し量る方法に推定と検定がある。

　推定には点推定と区間推定がある。点推定はある一つの値で母集団の特性を推測するものである。しかし、標本から得られる平均値や標準偏差などの統計量は各標本で異なるため、一つの値で推定すると誤りを起こす可能性が高い。そこで一つの値ではなく、ある確からしさで母数が存在する区間で表す区間推定を用いることが多い。この確からしさを信頼係数といい、$1-\alpha$と表す。その存在区間の幅を信頼区間といい、その区間の両端を信頼限界という。$1-\alpha$には、主に 0.95 や 0.99（95%や99%）が用いられる。つまり95%信頼区間とは、信頼限界の間に母集団の真の値を含んでいることが95%確実であることを示す。

　一方、母集団に対する仮説を標本から得た情報に基づいて判定するものを検定（仮説検定）という。よく用いられる検定の種類を**表4-7**に示す。検定では、「差がない」「関係がない」などの帰無仮説を設定し、ある特定の統計量が得られる確率がある基準（有意水準、α）より大きい場合に帰無仮説は採択され、有意水準より小さい場合に帰無仮説は棄却される。つまり、帰無仮説（「差がない」「関係がない」）が正しい確率が有意水準より小さければ、帰無仮説は違うと判断するほうが妥当であるという考え方である。有意水準には 0.05、0.01、0.001 が用いられる。

　検定においては、「帰無仮説が正しいのに棄却した（第1種の誤り）」と「帰無仮説が間違っているのに棄却しなかった（第2種の誤り）」を犯す可能性がある。しかし、母集団の本当の状況がわからない以上、これらの誤りを犯しているかは不明である。

有意水準をより厳しくすることでこのリスクを減らすことができる。

　また、「AとBに差がある」ということには、「AがBより大きい（小さい）」と「AはBより大きいかもしれないし小さいかもしれない」という場合がある。一方の群がもう一方の群に対して「大きい（小さい）」とあらかじめわかっているときには片側検定を、そうでない場合は両側検定を行う。

表4-7　主な検定方法

検定目的	パラメトリック法	ノンパラメトリック法
対応のある2標本の差	対応のあるt-検定 母平均の差の検定	ウィルコクソンの符号不順位和検定 符号検定
2標本の差	2標本のt検定 ウェルチの検定	マン・ホイットニーのU検定 ウィルコクソンの順位和検定
対応のある3標本の差	反復測定による分散分析 多重比較法	フリードマンの検定 多重比較法
3標本以上の差	一元配置分散分析 多重比較法 二元配置分散分析	クラスカル・ワリスの検定 多重比較法
適合度の検定		χ^2検定
独立性の検定		χ^2検定 フィッシャーの直接確率法
対応のない比率の2標本比較		χ^2検定 フィッシャーの直接確率法
対応のある比率の2標本比較		マクネマー検定
母相関の検定	母相関係数の検定	順位相関係数に基づく無相関係数

（松村康弘・浅川雅美『わかる統計学　健康・栄養を学ぶために』化学同人、2015年、石川朗・種村留美編『リハビリテーション統計学』中山書店、2015年より改編）

実習事例4-2

グループに分かれて、テーマを設定し、データの収集・入力、結果の視覚化・解釈の一連の作業を行ってみよう。

手順

①対象を選び、調査をする。
　ⅰ既存の資料などを参考にしながら、調査対象と調査目的を決める。
　ⅱ調査目的に沿った調査手順を検討し、調査用紙等を準備する。
　ⅲ調査にあたって、対象者への依頼等を行う。
②集めたデータをエクセルで入力し、結果を視覚的に表現する。
　※ グラフと表の選択を検討する。
③検定や推定を行い、結果を解釈する。
　※ どのような統計処理ができるか考える。

③ 報告書作成

これまでに検討した調査結果を報告書としてまとめる。まとめ方に決まりはないが、調査の目的、方法、結果、考察を示す。また、読み手が理解できることが大切であるため、内容の構成が必要となる。

【引用・参考文献】
1) Contento, Isobel R.『これからの栄養教育論――研究・理論・実践の環』第一出版、2015年、pp.348-362。
2) 武見ゆかり・赤松利恵編『栄養教育論　理論と実践』医歯薬出版、2013年。
3) 厚生労働科研健康科学総合研究事業『行動科学に基づく簡便な生活習慣改善プログラムの開発と効果の概念』2003年。
4) 松村康弘・浅川雅美『わかる統計学　健康・栄養を学ぶために』化学同人、2015年。
5) 石川朗・種村留美編『リハビリテーション統計学』中山書店、2015年。
6) 赤松利恵編『行動変容を成功させるプロになる栄養教育スキルアップブック』化学同人、2015年。
7) 片井加奈子・川上貴代・久保田恵編『栄養科学シリーズNEXT　栄養教育論実習　第2版』講談社サイエンティフィク、2015年。
8) 萬代隆『QOL評価法マニュアル――評価の現状と展望』インターメディカ、2001年。
9) 鈴木良雄・廣津信義『栄養科学シリーズNEXT　基礎統計学』講談社サイエンティフィク、2012年。

第5章

栄養教育マネジメントの実践
（集団栄養教育と個別栄養教育）

学習のポイント

◆学習者のライフスタイル・食生活の特徴、および栄養教育のポイントを理解できる。

◆栄養教育マネジメントサイクルに沿って、栄養教育に応用することができる。

1. 行政機関
（市町村保健センター・公民館・学校・クラブ・サークルなど）

① 妊婦・授乳婦

（1）母親（両親）学級

　市町村保健センターで実施される母親（両親）教室（集団栄養教育）を事例とする。

　母子保健は地域保健活動の出発点であり、妊娠期や乳幼児期の健診は、母子健康手帳や家庭訪問・相談などとともに、わが国の母子保健活動の根幹をなしている（図5-1）。妊婦が心理的安定を保ち、健康を維持するための望ましい食生活が営めるよう、バランスの良い食事を整える知識や技術、食事を楽しめる具体的な支援が重要である。

　保健指導において、管理栄養士・栄養士は栄養面を中心として健康な食生活に必要な具体的な保健指導、さらに食を通しての親子のアタッチメント形成の促進や生活の質の向上に関する支援を担っている。妊娠期から出産期には、妊娠高血圧症候群（PIH）、妊娠糖尿病などの妊娠に伴う合併症の予防や対応、貧血、便秘、妊娠悪阻等のマイナートラブルへの対応といった支援が重要である。また、胎児期・新生児期の生育環境がその後の健康状態や、生活習慣病の起原の一つであることからも、妊娠中の食生活に関する支援は重要である。

　肥満妊婦（妊娠前の BMI ≧ 25）では PIH の発症率が高い。非妊娠時の体格および妊娠中の体重増加量によって、出生児の体重および各種分娩異常との関連をみたうえで、各体格区分別に妊娠期の望ましい体重増加量が示されている（表5-1、2）。

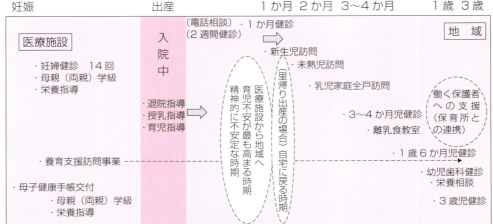

図5-1 多職種連携による母子保健指導における妊娠期からの継続的支援
(乳幼児健康診査の実施と評価ならびに多職種連携による母子保健指導のあり方に関する研究班『標準的な乳幼児期の健康診査と保健指導に関する手引き――「健やか親子21(第2次)」の達成に向けて』より)

表5-1 体格区分別 妊娠全期間を通しての推奨体重増加量

体格区分	推奨体重増加量
低体重(やせ):BMI18.5未満	9~12kg
ふ つ う:BMI18.5以上25.0未満	7~12kg[1]
肥 満:BMI25.0以上	個別対応[2]

・体格区分は非妊娠時の体格による。
・BMI(Body Mass Index):体重(kg)/身長(m)^2
[1] 体格区分が「ふつう」の場合、BMIが「低体重(やせ)」に近い場合には推奨体重増加量の上限側に近い範囲を、「肥満」に近い場合には推奨体重増加量の下限に近い範囲を推奨することが望ましい。
[2] BMIが25.0をやや超える程度の場合は、おおよそ5kgを目安とし、著しく超える場合には、他のリスク等を考慮しながら、臨床的な状況をふまえ、個別に対応していく。
(厚生労働省「健やか親子21」2006年より)

表5-2 体格区分別 妊娠16~28週未満から妊娠28週以降における1週間当たりの推奨体重増加量

体格区分	1週間当たりの推奨体重増加量
低体重(やせ):BMI18.5未満	0.3~0.5kg/週
ふ つ う:BMI18.5以上25.0未満	0.3~0.5kg/週
肥 満:BMI25.0以上	個別対応

・体格区分は非妊娠時の体格による。
・BMI(Body Mass Index):体重(kg)/身長(m)^2
・妊娠初期については体重増加に関する利用可能なデータが乏しいことなどから、1週間当たりの推奨体重増加量の目安を示していないため、つわりなどの臨床的な状況をふまえ、個別に対応していく。

1）指導案の作成

下記の「母親教室」（**実習事例 5-1**）を想定して、栄養教育案（指導案）を作成（**実習事例 5-1-1**、**実習事例 5-1-2**）。

実習事例 5-1

対象：妊娠後期の妊産婦　　6 名（申し込み先着順）
場所：市町村保健センター
内容：体重増加過多を防ぐ調理の工夫の講話、デモンストレーション（試食あり）、個別相談（希望者）
費用：無料
持参するもの：母子健康手帳・エプロン・三角巾・筆記用具
時間：90 分
実施者：管理栄養士 1 名、補助者 1 名

実習事例 5-1-1　　対象集団の栄養課題と目標設定

ライフステージ	妊娠後期
栄養課題の抽出	
【学習目標】	
【行動目標】	
【環境目標】	
【結果目標】	

実習事例 5-1-2

栄養教育案

実施予定日：＿＿＿＿年＿＿＿月＿＿＿日（　　）　場所：＿＿＿＿＿＿＿＿＿＿　時間：＿＿＿分
指導者：
    1．対象者：＿＿＿＿＿＿＿＿＿＿＿＿＿＿＿＿＿＿＿（　　　名）
       対象者の実態：
    2．テーマ：
    3．テーマ設定理由：

    4．目標：①
           ②
           ③
    5．教育の進め方

	分	学 習 内 容	指導内容（発問、指示）	指導上の留意点／教材
導入				
展開				
まとめ				

    6．評価

1．行政機関

実習事例 5-1-3 模擬栄養教育前のチェック

項目		チェック
内容	目標に対して適切な内容か。	
	対象者に対して適切な内容か。	
	内容に創意工夫がみられるか。	
	焦点をしぼっているか。	
	質問対策をしているか。	
話し方	発表態度は適切か。	
	話すスピードは適切か。	
	言葉遣いは適切か。	
	声の大小・メリハリは適切か。	
教材	教材は対象者にとって見やすい（理解しやすい）か。	
	教材の選定は適切で、活用できているか。	
その他	服装は適切か。	
	時間配分は適切か。	
	教室の雰囲気・会場に気を配っているか。	

2）教材の選定と作成
①体重増加過多を防ぐ調理の工夫に関するリーフレット（A4判）を作成する。
②妊娠後期のレシピ1日分を作成する。

3）模擬栄養教育・評価
　6人1組で実施する。人数分の栄養教育案を印刷準備する。模擬栄養教育のための練習をしておく（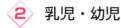）。
　①教育者役は、テーマ設定の理由の説明（5分）、講話の部分について栄養教育の実施（10分）をする。教育者役以外の学生は、対象者役をする。
　②グループ内でよかった点、改善すべき点について意見交換する（5分）。
　③意見を参考にして、栄養教育案・教材等を修正し、1部印刷して提出する。

2 乳児・幼児

（1）離乳食教室
　乳幼児期の栄養教育は、管理栄養士・栄養士が子どもや親へ行う際は、母子保健に関与する多職種と連携し、授乳、離乳をはじめとする栄養の諸問題に対して、多方面から総合的な指導や助言を行うことが必要である（表5-3）。健診の対象は、その地域に住む対象年齢の子どもとその親という共通項はあるが、その家族の状況や家庭の形

64　第5章　栄養教育マネジメントの実践（集団栄養教育と個別栄養教育）

表5-3　主な健診時期における保健指導の際の確認事項

項目	乳児期前期	乳児期後期
	3～4カ月	9～10カ月
授乳・離乳、食事・食習慣	・授乳方法・回数・1回量等 ・離乳開始に向けた準備 ・水分摂取のタイミングや内容	・食生活のリズム（1日3回食を進めているか、お腹がすくリズムをもっているか） ・食品の種類と組み合わせ（いろいろな食品を楽しんでいるか） ・調理形態、調理方法は合っているか ・家族一緒の食事を楽しんでいるか ・手づかみ食べの練習をしているか
	←・離乳食開始に向けた準備、離乳の進め方、アレルギーの有無→	
排泄	・排泄回数・色・性状・量等	・排泄回数・色・性状・量等
歯・口腔機能	乳歯が生える前	乳前歯が生えてくる ・寝かせみがきをしているか ・（歯が生えたら）歯ブラシを使った仕上げみがきをしているか
	←・歯みがきの準備状況（スキンシップの一環として）→	
	←・水分摂取は甘くない飲み物にしているか→	

（乳幼児健康診査の実施と評価ならびに多職種連携による母子保健指導のあり方に関する研究班『標準的な乳幼児期の健康診査と保健指導に関する手引き──「健やか親子21（第2次）」の達成に向けて』pp.64-65より一部抜粋）

態は多様化している。対象者の多様性をふまえた個別性の高い支援につなげることが重要となってきている。

　3～4カ月児健診は、親子が初めて地域の保健機関に出向く機会であることも多いため、地域の安心できる育児の相談支援機関となるよう、信頼される関係を築くことが重要である。授乳・睡眠・排泄は、保健指導・支援のきっかけとなる。栄養教育に関しては現在の授乳状況等だけでなく、離乳開始に向けた準備の時期である。

　離乳期には、離乳食の回数、母乳・ミルクの与え方等の進め方の目安、完了に関する知識が必要となる。離乳期は、子どもがいろいろな味や舌ざわりを楽しみ、味覚を含めた五感を味わうことができるよう、子どもの月齢、口腔機能の発達に応じた離乳食の食品の種類と組み合わせ、調理形態・調理方法、離乳の進め方の目安に関する知識やスキルが必要となる。

　調理形態は、5～6カ月頃は滑らかにすりつぶした状態、7～8カ月頃は舌でつぶせる固さ、9～11カ月頃は歯ぐきでつぶせる固さ、12～18カ月頃は歯ぐきで噛める固さを目安とする。

　子どもによって個人差があるため、子どもの発達や日々の様子を把握しながら、離乳を進めていくようにする。

1）事前準備

　①「授乳・離乳の支援ガイド」（厚生労働省）の離乳食の進め方の目安について理解

しておく。

②各自治体で開催されている離乳食指導（離乳食教室）の内容、作成されている離乳食に関する冊子について調べる。

③離乳食づくりに関する課題を「平成 27 年度乳幼児栄養調査結果の概要」（厚生労働省）、国・自治体の食育推進計画などの情報から抽出し、目標を設定する（**実習事例 5-2**）。

実習事例 5-2 対象集団の栄養課題と目標設定

ライフステージ　　　乳児期
栄養課題の抽出
【学習目標】
【行動目標】
【環境目標】
【結果目標】

2）指導案の作成

下記の「離乳食教室」（**実習事例 5-3**）を想定して、指導案を作成する（**実習事例 5-3-1**）。

実習事例 5-3

対象：0 歳 11 カ月までの乳児の保護者　10 名（申し込み先着順）
場所：市町村保健センター
内容：離乳食の講話、デモンストレーション（試食あり）、個別相談（希望者）
費用：無料
持参するもの：母子健康手帳・エプロン・三角巾・筆記用具
時間：90 分
実施者：管理栄養士 1 名、補助者 1 名

3）教材の選定と作成

①離乳の開始から完了までの基礎知識（離乳食の進め方、手作り離乳食のすすめ、

66　第5章　栄養教育マネジメントの実践（集団栄養教育と個別栄養教育）

実習事例 5-3-1

栄養教育案

実施予定日：＿＿＿＿年＿＿＿月＿＿＿日（　）　場所：＿＿＿＿＿＿＿＿＿　時間：＿＿＿分

指導者：

    1. 対象者：＿＿＿＿＿＿＿＿＿＿＿＿＿＿＿（　　名）

      対象者の実態：

    2. テーマ：

    3. テーマ設定理由：

    4. 目標：①

          ②

          ③

    5. 教育の進め方

	分	学　習　内　容	指導内容（発問、指示）	指導上の留意点／教材
導入				
展開				
まとめ				

    6. 評価

大人の食事からとりわける離乳食の作り方、ベビーフードの上手な活用法）に関するリーフレット（A4判）を作成する。

②離乳食のレシピ（生後5、6カ月、生後7、8カ月）を作成する。

4) 模擬栄養教育・評価

6人1組で実施する。人数分の栄養教育案を印刷準備する。模擬栄養教育のための練習をしておく（**実習事例5-3-2**）。

①教育者役は、テーマ設定の理由の説明（5分）、講話の部分について栄養教育の実施（10分）をする。教育者役以外の学生は、対象者役をする。

②グループ内でよかった点、改善すべき点について意見交換する（5分）。

③意見を参考にして、栄養教育案・教材等を修正し、1部印刷して提出する。

実習事例5-3-2　模擬栄養教育前のチェック

	項目	チェック
内容	目標に対して適切な内容か。	
	対象者に対して適切な内容か。	
	内容に創意工夫がみられるか。	
	焦点をしぼっているか。	
	質問対策をしているか。	
話し方	発表態度は適切か。	
	話すスピードは適切か。	
	言葉遣いは適切か。	
	声の大小・メリハリは適切か。	
教材	教材は対象者にとって見やすい（理解しやすい）か。	
	教材の選定は適切で、活用できているか。	
その他	服装は適切か。	
	時間配分は適切か。	
	教室の雰囲気・会場に気を配れているか。	

(2) 保育所・幼稚園における集団栄養教育

1) 事前準備

①子どもの食事に関する課題を「平成27年度　乳幼児栄養調査結果の概要」（厚生労働省）、国・自治体の食育推進計画などの情報から抽出し、目標設定をする（**実習事例5-4**）。

68 第5章 栄養教育マネジメントの実践（集団栄養教育と個別栄養教育）

実習事例5-4　対象集団の栄養課題と目標設定

ライフステージ　　　幼児期
栄養課題の抽出
【学習目標】
【行動目標】
【環境目標】
【結果目標】

2）指導案の作成

　下記の食育の場面（**実習事例5-5**）を設定して、栄養教育案を作成する（**実習事例5-5-1**）。

実習事例5-5

対象：年中児　　25名
場所：保育園
時間：20〜30分
実施者：○○大学　実習生3名

「導　入」：子どもたちが興味をもって参加できるように短く、かつ楽しく。
「展　開」：子どもにわかりやすい説明をする。子どもが活動しやすいやめの工夫。子どもが
　　　　　　主体的に関われるよう声かけ、援助等の配慮をする。想定外なできごとを予測する。
「まとめ」：子どもにその活動の経験を意味づけられるようにする。
【留意点】
□年齢、発達等に応じているか
□活動で何を経験させたいのか目標（ねらい）を明らかにしておく
□時期や保育所・幼稚園の行事との関連性はどうか
□保育所・幼稚園の教育方針に合っているか
□活動内容が子どもの興味を引くものか
□設定時間内で実施可能か
□子どもたちをどのように配置するか
□予想される子どもの動きに対応しているか
□子ども自身が主体として参加できる場面を多く取り入れる
□クラス担任の先生と相談して内容を決定する

実習事例 5-5-1

栄養教育案

実施予定日：_____ 年 _____ 月 _____ 日（　）　場所：_____　時間：_____ 分

指導者：

 1. 対象者：_____（　　　名）

  対象者の実態：

 2. テーマ：

 3. テーマ設定理由：

 4. 目標：①

    ②

    ③

 5. 教育の進め方

	分	学　習　内　容	指導内容（発問、指示）	指導上の留意点／教材
導入				
展開				
まとめ				

 6. 評価

3) 教材の選定と作成

①紙芝居、ペープサートなどの教材を用いることが多い。作成する場合は、作成に費やせる時間を考えて準備していく。

②教材が完成したら、教材を活かせるように練習をする。

4) 模擬栄養教育・評価

3グループ（9人）で実施する。人数分の栄養教育案を印刷準備する。模擬栄養教育のための練習をしておく（**実習事例 5-5-2**）。

実習事例 5-5-2　模擬栄養教育前のチェック

	項目	チェック
内容	目標に対して適切な内容か。	
	対象者に対して適切な内容か。	
	内容に創意工夫がみられるか。	
	焦点をしぼっているか。	
	質問対策をしているか。	
話し方	発表態度は適切か。	
	話すスピードは適切か。	
	言葉遣いは適切か。	
	声の大小・メリハリは適切か。	
教材	教材は対象者にとって見やすい（理解しやすい）か。	
	教材の選定は適切で、活用できているか。	
その他	服装は適切か。	
	時間配分は適切か。	
	教室の雰囲気・会場に気を配れているか。	

①教育者役の3名は、テーマ設定の理由の説明（5分）、模擬栄養教育（15～20分）をする。残りの2グループ（6名）は対象者役をする。

②グループ内でよかった点、改善すべき点について意見交換する（5分）。

③意見を参考にして、栄養教育案、教材、シナリオを修正し、1部印刷して提出する。

④実施した栄養教育を自己評価する（**実習事例 5-5-3**）。

1．行政機関　71

実習事例 5-5-3　栄養教育　自己評価

担当クラス（　　　　　）組、担任（　　　　　　　　）先生
1．実施した時間　　　（　　　　　）分
2．計画した内容をすべて実施することができましたか？　　　　　（はい ・ いいえ）
3．1）プログラムの展開・話のながれはどうでしたか？　　　（よい ・ ふつう ・ 悪い）
　　2）園児の興味・関心を引くことができましたか？　　　　　　（はい ・ いいえ）
　　3）プログラムの内容は園児にふさわしかったですか？（はい ・ いいえ ・ わからない）
　　4）園児の参加は積極的でしたか？　　　　　　　　　（はい ・ ふつう ・ いいえ）
　　5）実施のための準備はしっかりできていましたか？　　　　　（はい ・ いいえ）
　　6）プログラム実施の意義はありましたか？　　　（はい ・ いいえ ・ わからない）
　　7）学習目標は達成できましたか？　　　　　　　（はい ・ いいえ ・ わからない）
4．子どもが興味を示したこと　＜よかったプログラム内容、教材等＞
　　_____
　　_____
　　_____
5．子どもが興味を示さなかったこと　＜改善すべきプログラム内容、教材等＞
　　_____
　　_____
　　_____
6．プログラム全体の評価　　　　（とてもよい ・ よい ・ ふつう ・ 悪い ・ とても悪い）
7．食育を実施して自分自身が学んだことおよび今後の課題
　　_____
　　_____
　　_____
　　_____
　　_____
　　_____

③　学童・思春期

（1）学童期の健康状態ならびに食生活実態

1）健康状態

①肥満および痩身

　10歳児の肥満傾向児の割合は、男子10％程度、女子7.5％程度である。また、10歳児の痩身傾向児の割合は男子女子ともに2.5％程度であり、特に女子において小学校高学年以降に痩身傾向児が増加する傾向にある。

②食物アレルギー

　食物アレルギーを有する小学生の割合は4.5％と報告されている。

2）食生活実態

①朝食欠食

　「朝食を食べない日がある」児童は、全体の約10％であり、学年が上がるにつれて欠食率が高くなる。朝食欠食の理由は、「食べる時間がない」「食欲がない」が男女と

もに多い。

②給食摂取状況

児童の多くは、給食が「大好き」または「好き」と答えているものの、約40%の児童は給食を「残すことがある」と回答しており、苦手な食べ物がある場合は、給食を残してしまう児童が多いことが予測できる。

③不足しがちな栄養素

特に不足しがちな栄養素としてカルシウムや鉄があげられ、学校給食のない日のカルシウム摂取の中央値は、男女ともに推奨量を下回っている。さらに鉄については、給食の有無にかかわらず摂取量の中央値は推奨量を下回っている。

(2) 思春期の健康状態ならびに食生活実態

1) 健康状態

①肥満およびやせ

中高生の肥満者の割合は近年減少傾向にあり、肥満傾向児の出現率は、男女ともに7〜10%程度で、女子より男子のほうが高い傾向にある。

他方、やせ傾向児は近年増加傾向にあり、その出現率は中学生13歳女子で3%程度、高校生16歳女子では2%程度である。メディアによる影響や社会的に痩せていることは美しいという風潮があり、特に女子においてやせ志向が顕著になる。『平成26年度　児童生徒の健康状態サーベイランス事業報告書』によると、高校生女子の80%以上は、「かなりやせたい」または「少しやせたい」と回答しており、そのうち55%は自分で考えた内容でダイエットを経験したことがあると答えている。やせ願望が強い場合は、過度なダイエット行動により、深刻な場合には摂食障害を発症することも少なくない。また、ちょっとした好奇心でダイエットを始めた場合でも、健康障害や摂食障害につながる可能性がある。

②貧血

思春期は、成長に伴い血液量が増加し、鉄の必要量が増えるため鉄欠乏性貧血が多い。特に女子は、月経やダイエットの影響などにより、貧血を起こしやすい。この時期の貧血は、疲れやすさや立ちくらみ、運動時の動悸、集中力の低下などを引き起こすだけでなく、その後の妊娠期、授乳期の貧血にもつながる恐れがあり、早期の改善が重要である。

2) 食生活の乱れ

受験勉強やインターネット、SNS等の利用によって就寝時刻が遅くなり、夜食を食べる機会も多くなる。それにより朝の食欲が減退し、朝食欠食につながりやすい。また、思春期は学童期に比べ行動範囲が広くなり、家族よりも仲間と過ごす時間が増える。外食やコンビニエンスストアなどで自ら食物選択をする機会が増加し、自分の好みを優先した食品選択が続けば、栄養バランスを崩しやすい。思春期は、将来に向

1．行政機関　73

けて適切に食品を選択する能力を身に付ける重要な時期である。

実習事例 5-6

グループで対象学年および健康栄養上の課題を設定し、課題を改善するための栄養教育の計画を立て、実施しよう。

手順

①取り上げる健康栄養上の課題を設定する。

②栄養教育案に、目標設定、評価項目の設定を行う。

③目標を達成するための栄養教育の概要を考える（実習事例 5-6-1）。

④20～30分程度で実演する栄養教育細案を作成し、栄養教育を実施するために必要な教材等を準備する（実習事例 5-6-2）。

⑤計画した栄養教育の中核となる部分を20～30分程度で実践する。

表5-4　学童期栄養教育計画書（例）

取り上げる健康栄養上の課題	対象学級の児童の多くは、毎日の給食を楽しみにしている。しかし、献立によっては食べ残しが多く、特に副菜の残食率が高い傾向にある。食べ残しをする児童の多くは、給食を残さず食べることは重要であることを頭で理解していても、苦手な食べ物があると残してしまう傾向にある。
対象学年・人数	小学3年生・25名
実施者	担任教諭、栄養教諭
栄養教育の目標	**学習目標** ・給食の食べ残しがごみとして捨てられていることを理解する。 ・苦手な食べ物でも、食べられる自信を高める。 **行動目標** ・好き嫌いなく、残さず給食を食べる。
教育計画 （45分）	①給食室から出るごみとして、給食の食べ残しが捨てられている実態を理解させる。 ②捨てられる食料を減らすために、給食を残さず食べるための工夫を考えることを通じて、苦手なものでも食べようとする意欲を高める。 【事後指導】授業後の給食の時間に、苦手な食べ物でも食べられた経験を積み重ね、苦手なものでも食べることができる自信を高めるように支援する。結果期待より、自己効力感を高める支援をする。
栄養教育の評価	**経過評価** ・児童は、授業の内容を理解することができたか。 ・児童は、自分にできる給食を残さず食べるための工夫を考えることができたか。 **影響評価** ・苦手な食べ物でも、食べられる自信が高まったか（授業後にアンケート調査を行い評価）。 **結果評価** ・給食を残さず食べるようになったか（学級の残食率により評価）。 ※給食を残さず食べること（行動目標）を最終目標としたため、目標行動を実践しているかが結果評価の項目となる。

74 第5章　栄養教育マネジメントの実践（集団栄養教育と個別栄養教育）

表5-5　思春期（高校生）栄養教育計画書（例）

取り上げる健康栄養上の課題	高校生の時期は、部活動や塾通いなどにより行動範囲が広がり、自宅外で食事をする機会も増える。高校生の多くは、学校給食がないため、コンビニエンスストアで購入したものを昼食とする者も多く、栄養バランスが偏りがちである。また、特に女子においては、メディア等の影響により「痩せていることが美しい」と考える者も多く、食事を軽視する傾向がある。
対象学年・人数	高校1年生・20名
実施者	担任教諭、管理栄養士
栄養教育の目標	**学習目標** ・高校生に必要な主食、主菜、副菜の割合や量を理解する。 ・主食、主菜、副菜のそろった弁当を作ることができるようになる。 **行動目標** ・自分で昼食を準備する際は、主食、主菜、副菜のそろった食事を選択するようになる。
教育計画 （45分×3）	①高校生に必要な主食、主菜、副菜の量や割合、栄養バランスのよい食事について理解する。コンビニエンスストアで販売されている弁当、おにぎり、パン、惣菜、飲みもの等を教材として、栄養バランスを考慮した1回の食事を考える。（45分） ②弁当作りを通じて、健康を維持するための昼食についての理解を深め、望ましい食品選択の意欲を高める。（45分×2） 【事後指導】教育の内容をリーフレット等で保護者に伝え、家庭との連携を図り、生活実践につながりやすいようにする。
栄養教育の評価	**経過評価**（授業のワークシートにて評価する） ・計画通りに教育を進めることができたか。 ・参加者は、楽しく弁当作りの実習をすることができたか。 ・参加者は、教育の内容に満足したか。 **影響評価**（授業後にアンケート調査を行い評価する） ・高校生に必要な主食、主菜、副菜の割合や量を理解したか。 ・保護者は、主食、主菜、副菜のそろった弁当を用意するようになったか。 **結果評価**（授業後にアンケート調査を行い評価する） ・自分で昼食を準備する際は、主食、主菜、副菜のそろった食事を選択するようになったか。 ※行動目標を最終目標としたため、目標行動を実践しているかが結果評価の項目となる。

1. 行政機関 75

実習事例 5-6-1 栄養教育案

取り上げる健康栄養上の課題	
対象学年	
実施者	
栄養教育の目標	学習目標
	行動目標
教育計画	
栄養教育の評価	経過評価
	影響評価
	結果評価

76　第5章　栄養教育マネジメントの実践（集団栄養教育と個別栄養教育）

実習事例 5-6-2　栄養教育細案

テーマ：

教育の流れ

時間	学習内容	指導・支援の留意点	教材・資料

【引用・参考文献】
1) 文部科学省『学校保健統計調査　平成 27 年度（確定値）の結果の概要』http://www.mext.go.jp/b_menu/toukei/chousa05/hoken/kekka/k_detail/1365985.htm
2) 中村丁次・笠原賀子・外山健二編著『栄養教育論（管理栄養士講座）』建帛社、2013 年、pp.144-147。
3) 独立行政法人日本スポーツ振興センター「平成 22 年度児童生徒の食事状況等調査報告書【食生活実態調査編】」http://www.jpnsport.go.jp/anzen/school_lunch//tabid/1490/Default.aspx
4) 独立行政法人日本スポーツ振興センター「平成 22 年度　児童生徒の食事状況等調査報告書【食事状況調査編】」http://www.jpnsport.go.jp/anzen/school_lunch//tabid/1491/Default.aspx
5) 公益財団法人日本学校保健会『平成 26 年　度児童生徒の健康状態サーベイランス事業報告書』http://www.gakkohoken.jp/book/ebook/ebook_H280010/index_h5.html#164
6) 赤松利恵・稲山貴代・衛藤久美ほか「望ましい食習慣の形成を評価する学校における食育の進め方」『日本健康教育学会誌』23(2)、pp.153-161。
7) 乳幼児健康診査の実施と評価ならびに多職種連携による母子保健指導のあり方に関する研究班『標準的な乳幼児期の健康診査と保健指導に関する手引き――「健やか親子 21（第 2 次）」の達成に向けて』厚生労働省、2015 年。http://www.mhlw.go.jp/file/06-Seisakujouhou-11900000-/tebiki.pdf

成人期

（1）成人期の健康課題

1）肥満

肥満者（BMI ≧ 25 kg/m²）の割合は、男性（40 および 50 歳代）が約 30％、女性（40 および 50 歳代）は約 20％である。

2）糖尿病

糖尿病が強く疑われる者の割合は、40 歳頃から年齢とともに急激に増加する。平成 26 年度の国民健康・栄養調査によると、50 歳代で糖尿病が強く疑われる者の割合は、男性 10.6％、女性 6.5％であった。年代別にみると男女ともに 70 歳以上の高齢者の糖尿病罹患率が最も高く、成人期からの糖尿病予防が重要である。

3）メタボリックシンドローム

平成 26 年の国民健康・栄養調査によると、メタボリックシンドロームが強く疑われる者は、女性より男性に多く、40 歳代ごろから年齢とともに増加する。メタボリックシンドロームが強く疑われる者は、男性 40 歳代 17.6％、50 歳代 22.9％、女性 40 歳代 3.3％、50 歳代 5.9％であった。

内閣府による「食育に関する意識調査報告書」(2015 年 3 月) によると、メタボリックシンドローム（内臓脂肪症候群）の予防や改善のために、適切な食事、定期的な運動、

週に複数回の体重計測のいずれかを実践しているかをたずねたところ、「現在していないし、しようとも思わない」と答えた者の割合は女性より男性が高いことがわかっている。

（2）食生活実態
1）適切な量と質の食事
　「健康日本21（第二次）」では、「主食・主菜・副菜を組み合わせた食事が1日2回以上の日がほぼ毎日の者の割合」を指標としており、現状68.1%から80%まで向上させることを目標としている。若い世代ほど、これらのそろう食事をしていない状況にある。

2）食塩摂取量
　「日本人の食事摂取基準」2015年版においては、成人男性の1日の食塩摂取量の目標値は8g未満、女性は7g未満に設定されているが、30〜50歳代の男性の1日の食塩摂取量は10〜11g程度、同年代の女性の食塩摂取量は8〜9g程度であり、目標値を超えている。

3）野菜摂取量
　近年の国民健康・栄養調査の結果によると、30〜50歳代の男女ともに1日の野菜の摂取量は300gに満たない。1日当たりの野菜摂取量は、目標と比較すると50〜100g程度不足していることになる。

実習事例5-7 （成人期）
グループで成人期の健康栄養上の課題を設定し、課題を改善するための栄養教育の計画を立て、実施しよう。

手順
①取り上げる健康栄養上の課題を設定する。
②栄養教育案に、目標設定、評価項目の設定を行う。
③目標を達成するための栄養教育の概要を考える（実習事例5-7-1）。
④20〜30分程度で実演する栄養教育細案を作成し、栄養教育を実施するために必要な教材等を準備する（実習事例5-7-2）。
⑤計画した栄養教育の中核となる部分を20〜30分程度で実践する。

表5-6　成人期栄養教育計画書（例）

取り上げる健康栄養上の課題	A社男性社員の35%がメタボリックシンドロームと診断された。社員の多くは昼食に社員食堂を利用しており、丼ものや揚げ物等を含む満腹感の得られるメニューを選ぶ者が多い。メタボリックシンドロームの予防や改善のための健康な食生活を実践する意欲はあまり高くない。	
対象	メタボリックシンドロームと診断されたA社社員　20名	
実施者	管理栄養士	
栄養教育の目標	**学習目標** ・自らの健康状態を自覚し、健康な食生活を送る意欲を高める。 ・主食、主菜、副菜のそろった食事をすることの重要性を理解する。	
	行動目標 ・昼食時に主食、主菜、副菜のそろった食事を週3回以上摂取する。 ・昼食時に、15分以上かけて食事をする。	
	環境目標 ・社員食堂のメニューにおいて、主食、主菜、副菜がそろったヘルシーメニューの割合を20%以上に増やす。	
	結果目標（6カ月後に評価する） ・対象者の80%が設定した目標体重まで減量する。 ・メタボリックシンドローム該当者の割合を20%未満にする。	
教育計画（60分）	①メタボリックシンドロームについて学ぶ。 ②自身の食生活の振り返りと、バランスのとれた食事について知る。 ③内臓脂肪1kgを減らす考え方および食事で減らすエネルギー量、運動で消費するエネルギーについて学ぶ（資料）。 ④行動目標を設定する。いつまでに、体重をどれだけ減らすのか、その目標を達成するための食事、運動等に関する具体的な行動目標を設定する。	
栄養教育の評価	**経過評価** ・計画通り参加者が集まったか。 ・無理なく理解できる内容であったか。	
	影響評価 ・自らの健康状態を自覚し、健康な食生活を送る意欲が高まったか。 ・昼食時に主食、主菜、副菜のそろった食事を週3回以上摂取するようになったか。 ・昼食時に、15分以上かけて食事をするようになったか。 ・社員食堂で提供するヘルシーメニューの割合が20%以上に増えたか。	
	結果評価 ・対象者の80%が設定した目標体重まで減量できたか。 ・メタボリックシンドロームの該当者が20%未満に減少したか。	

80　第5章　栄養教育マネジメントの実践（集団栄養教育と個別栄養教育）

資料

自分にあった体重の減らし方を考えよう

①あなたの体重は？　　　　　　　　　①　　　　　kg

②目標とする体重は？　　　　　　　　②　　　　　kg

無理をせずに段階的な目標をたてましょう。

③目標達成までの期間は？

1ヵ月1kg程度のペースが基準です。　③　　　カ月

④目標達成まで減らさなければならないエネルギー量

①－②kg ×　7200kcal※＝　④　　　kcal

④　　kcal　÷　③　　カ月　÷30日＝　　　　kcal
　　　　　　　　　　　　　　　　　　1日あたりに減らす
　　　　　　　　　　　　　　　　　　エネルギー量

※体重1kgを減らすのに約7,200kcalが必要

⑤そのエネルギー量はどのように減らしますか？

kcal　　　　　　運動で　→　　　　kcal
1日あたりに減らす
エネルギー量　　　食事で　→　　　　kcal

1ヵ月で体重1kg減をめざすなら1日に減らすエネルギーは240kcalになります。
今より1日「240kcal減」の考え方

160kcalの食品　　　　食事に重点　　　　**80kcalの身体活動**
　　　　　　　　　　　　　　　　　　　　　　（体重80kgの場合）

食事2：運動1

ビールコップ1杯　アーモンド13g　　　　　　　　　普通歩行20分
（200ml）

（大阪府立健康科学センター『メタボ改善プランテキスト Ver.7』http://www.osaka-ganjun.jp/effort/cvd/training/
teaching-materials/pdf/metabolic_01.pdf　国立保健医療科学院「保健指導における学習教材集（確定版）プランニングシー
ト C-8　健康目標シート（私の目標）」http://www.niph.go.jp/soshiki/jinzai/koroshoshiryo/kyozai/index.htm を参考とした）

1. 行政機関　81

実習事例 5-7-1　栄養教育案

取り上げる健康栄養上の課題		
対象		
実施者		
栄養教育の目標	学習目標	
	行動目標	
	環境目標	
	結果目標	
教育計画 （60分）		
栄養教育の評価	経過評価	
	影響評価	
	結果評価	

82　第5章　栄養教育マネジメントの実践（集団栄養教育と個別栄養教育）

実習事例 5-7-2　栄養教育細案

テーマ：

教育の流れ

時間	学習内容	指導・支援の留意点	教材・資料

【引用・参考文献】
1) 厚生労働省「平成26年　国民健康・栄養調査結果の概要」http://www.mhlw.go.jp/file/04-Houdouhappyou-10904750-Kenkoukyoku-Gantaisakukenkouzoushinka/0000117311.pdf
2) 内閣府「食育に関する意識調査報告書PDF形式（平成27年3月）」http://www8.cao.go.jp/syokuiku/more/research/h27/pdf_index.html
3) 大阪府立健康科学センター『メタボ改善プランテキストVer.7』http://www.osaka-ganjun.jp/effort/cvd/training/teaching-materials/pdf/metabolic_01.pdf
4) 国立保健医療科学院「保健指導における学習教材集（確定版）プランニングシートC-8　健康目標シート（私の目標）」http://www.niph.go.jp/soshiki/jinzai/koroshoshiryo/kyozai/index.htm
5) 厚生労働省「健康日本21（第二次）の推進に関する参考資料」2012年。http://www.mhlw.go.jp/bunya/kenkou/dl/kenkounippon21_02.pdf
6) 厚生労働省「日本人の食事摂取基準(2015年版)の概要」(PDF：433KB) http://www.mhlw.go.jp/file/04-Houdouhappyou-10904750-Kenkoukyoku-Gantaisakukenkouzoushinka/0000041955.pdf

❺ 高齢期

（1）高齢期の特徴

　高齢期は、加齢に伴い身体的、社会的および精神的側面に変化が生じ、かつ個人により状態が大きく異なることが特徴である。高齢期は人生の完成期であり、余生を楽しみながらも就労や社会参加活動を通じて現役として活躍している人たちが多くいるが、五感（視力、聴力、嗅覚、味覚、触覚）が鈍り、口腔の健康面では歯牙欠損や咀嚼・嚥下機能の低下および消化能力の低下により、食事量や身体機能の低下を招きやすい。

（2）支援方法

　高齢者の栄養改善は、対象者によって状態が大きく異なり、アプローチも変わる。健康状態に応じた支援・予防活動が必要となる。

1）一次予防

　高齢期の一次予防は、生活機能を維持・増進し、要介護状態になることの予防を目的とする。単に食事制限を指導するのではなく、生活の一環として活動的に生きる基本であるエネルギーとたんぱく質が摂れる食事を十分食べることを通じて、元気を取り戻して自己実現を支援できるよう行う。
　老人クラブなどでの講演会の開催、パンフレットの作成・配布、ボランティア人材の育成、地域活動組織の育成・支援など、さまざまな手段を用いて幅広く普及活動を行うことにより、高齢者全体の栄養状態や体力、生活習慣などの分布を好ましい方向

に移行させる、ポピュレーションアプローチが用いられる。

2）二次予防

　高齢期の二次予防は、生活機能低下の早期発見・早期対応を目的とする。軽度の低栄養リスクをもつ人たちは、病的な問題は顕在化しておらず、むしろ生活上の問題を認識する人が増えている。したがって、これらの低栄養状態を誘引する問題の解決が必要となる。一定の該当基準を設け、質問票による健康チェックもしくは医療機関での検査を通じ、リスクのある者に対して会場へ集合してもらって実施（通所型）、もしくは自宅へ訪問して実施（訪問型）するハイリスクアプローチが用いられる。食事摂取量の確保および日常生活を支援するための配食サービス、会食サービスなども含まれる。

　低栄養とは逆に、過剰なエネルギー摂取による肥満も多くの生活習慣病の危険因子であり、高齢者の健康を阻害する要因となる。成人期同様、生活習慣病およびメタボリックシンドロームの予防のための栄養教育も行う。

　体重の変化は、エネルギー摂取量の過不足の最もよい指標である。高齢者では、食欲の有無や生活リズムに加え、水分摂取、生鮮食品の入手状況や保管方法、サプリメントや健康食品などへのこだわり、経済状況なども、栄養素の不適切な摂取の原因となるため、把握することは欠かせない。さらに対象者の健康意識や知識、そして行動変容のステージを確認し、適切な栄養教育プログラムを作成する。そのため、シルバークッキングなどの実践的な内容を取り入れる。

3）三次予防

　高齢期の三次予防は、要介護状態の改善・重症化の予防のためのケアとリハビリテーションを目的とする。低栄養状態を改善する場合には、個別に食欲不振、便秘、摂食・嚥下障害、糖尿病や腎臓病などの慢性疾患の重度化、褥瘡、経管栄養法などに対して、栄養ケア・マネジメントを基本とする専門職の多業種連携による取り組みが必要である。特に後期高齢者では、種々の疾患の合併や老化により、身体機能や認知機能の低下や心理状態の悪化がみられることが多い。そのため、栄養教育は本人だけでなく、介護にかかわる家族、ヘルパーなどに行う必要性が生じる。介護予防事業における一般介護予防事業対象者を決定するための基本チェックリスト（厚生労働省作成）で確認し、適切な計画を立案する。

1. 行政機関　85

表5-7　高齢期の栄養教育プログラム（例）

予防の種類	一次予防	一次～二次予防	二次予防		三次予防
事業名	普及啓発事業	地域型プログラム	教室型プログラム	栄養相談	栄養相談
目的	社会参画 （まちづくり）	低栄養予防 生活機能向上 自立の維持増進	低栄養予防 生活機能向上 自立の支援	低栄養予防 生活機能向上	低栄養改善 要介護状態離脱
学習者	65歳以上全員	65歳以上	70歳以上	介護認定非該当	要支援1、2
該当基準	なし	アルブミン （Alb5g/dl以上） 手段的自立、転倒入院、社会活動などを考慮	Alb3.8g/dl以下 1人暮らし 調理経験少ない BMI 18.5未満	2～3kg/月の体重減かつ BMI 18.5未満 Alb 3.5g/dl以下	
学習者の規模	地域全体	地域全体	小～中グループ	小グループ	個別対応
支援者	専門職 ボランティア	専門職 ボランティア	栄養士 専門職	管理栄養士	管理栄養士
学習内容 学習形態	講演会 パンフレット ホームページ 栄養情報表示	食生活知識提供 社会活動参加 運動習慣の促進	調理実習 栄養教育	情報提供（配食・食事会） 料理実演	必要量の算出 食事支援（調理・買物支援）
期間 頻度	不特定	最低1～2カ月に1回 長期継続	月2～4回 3～4カ月	6カ月 8回の相談	
学習の場	不特定	公民館使用 巡回会場形式	調理実習室完備	保健センター 福祉センターなど	居宅療養、通所介護、通所リハビリテーション
評価	年1回 地域の達成状況、生活機能評価など	身体計測 体力測定 生化学検査	終了時、生化学検査、身体計測、栄養調査など	自己実現の課題と意欲、主観的健康観、低栄養リスク項目（Ab、体重減少、BMI）実施状況など	

メモ欄

◎実習事例を考えよう。

86 第5章 栄養教育マネジメントの実践（集団栄養教育と個別栄養教育）

実習事例 5-8-1 栄養教育案

取り上げる健康栄養上の課題	
対象	
実施者	
栄養教育の目標	学習目標
	行動目標
	環境目標
	結果目標
教育計画（60分）	
栄養教育の評価	経過評価
	影響評価
	結果評価

実習事例 5-8-2 栄養教育細案

テーマ：

教育の流れ

時間	学習内容	指導・支援の留意点	教材・資料

2. 不特定多数の集団

 集団における個人を対象とした栄養教育

（1）職場における生活習慣病予防教室（集団）

現在、わが国では「健康日本21（第二次）」などの政策において、肥満の減少を目標に、生活習慣病の予防に重点をおいた対策が行われている。メタボリックシンドロームの診断には、内臓脂肪の蓄積が必須条件であり、加えて、血清脂質・血圧・血糖のうち2つ以上が基準値を超えていることが条件となっている（表5-8）。

表5-8　メタボリックシンドロームの診断基準

必須項目	（内臓脂肪蓄積）ウエスト周囲径	男性≧85 cm 女性≧90 cm
選択項目 3項目のうち 2項目以上	1.　高トリグリセリド血症 　　かつ／または 　　低HDLコレステロール血症	≧150 mg/dL <40 mg/dL
	2.　収縮期（最大）血圧 　　かつ／または 　　拡張期（最小）血圧	≧130 mmHg ≧85 mmHg
	3.　空腹時高血糖	≧110 mg/dL

＊内臓脂肪面積 男女ともに≧100 cm² に相当
＊CTスキャンなどで内臓脂肪量測定を行うことが望ましい。
＊ウエスト径は立位・軽呼気時・臍レベルで測定する。脂肪蓄積著明で臍が下方に偏位している場合は肋骨下縁と前上腸骨棘の中点の高さで測定する。
＊メタボリックシンドロームと診断された場合、糖負荷試験が薦められるが診断には必須ではない。
＊高TG血症・低HDL-C血症・高血圧・糖尿病に対する薬剤治療を受けている場合は、それぞれの項目に含める。
＊糖尿病、高コレステロール血症の存在はメタボリックシンドロームの診断から除外されない。

特定健康診査・特定保健指導は、メタボリックシンドロームの概念を活用した生活習慣病対策であり、「高齢者の医療の確保に関する法律」に基づいて平成20年度より開始された。主な健診検査項目の保健指導判定値および受診勧奨判定値は表5-9に示す通りである。特定健診でメタボリックシンドロームの疑いのある人は「特定保健指導」の対象になり、さらに数値が悪くなると「受診勧奨」と判定される（表5-9）。

対象者の情報を収集し、アセスメントし、対象者に合った計画をつくり、保健事業を実施して健康を維持できるようはたらきかける。

2. 不特定多数の集団　89

表5-9　健診検査項目の保健指導判定値および受診勧奨判定値

項目名	特定保健指導判定値	受診勧奨判定値	単位
収縮期血圧	130 以上	140	mmHg
拡張期血圧	85 以上	90	mmHg
中性脂肪	150 以上	300	mg/dL
HDL コレステロール	39 以下	34	mg/dL
LDL コレステロール	120 以上	140	mg/dL
空腹時血糖	100 以上	126	mg/dL
HbA1c（NGSP）	5.6 以上	6.5	％
AST（GOT）	31 以上	51	U/L
ALT（GPT）	31 以上	51	U/L
γ-GT（γ-GTP）	51 以上	101	U/L
血色素量 （ヘモグロビン値）	13.0（男性）以下 12.0（男性）以下	12.0（男性） 11.0（女性）	g/dL

（厚生労働省『標準的な健診・保健指導プログラム（改訂版）』p.58 より作成）

1）事前準備

①生活習慣病の予防と対策（食事、アルコール、運動）について調べる。

②「国民健康栄養調査結果の概要」（厚生労働省）などの情報から成人男性の栄養に関する課題を抽出し、目標を設定する（表5-9）。

③肥満者を対象とした行動変容技法を用いた介入研究について調べる。

④生活習慣病に関するガイドラインを確認する。

2）栄養教育案の作成

実習事例 5-9

> 対象者：35 歳以上の男性　10〜15 名
> 　健康状態：特定健康診査の結果、「動機づけ支援レベル」と判断された集団
> 　BMI は全員が 25（kg/m²）以上かつウエスト周囲長は 85 cm 以上。
> 　いずれの対象者も追加リスク（血糖、脂質、血圧）に一つ該当していた。
> 　喫煙歴はない集団である。
> 　指導前のアンケート調査により、当該集団はおおむね、健康的な生活に興味はあるが実践できていない。また、体重を減らし生活習慣病を回避したいという強い想いをもっていた。
> 場所：職場の会議室
> 内容：生活習慣病予防の講話
> 時間：30 分
> 実施者：管理栄養士・栄養士 1 名

この「生活習慣病予防教室」（**実習事例 5-9**）を想定して、栄養教育案を作成する（**実習事例 5-9-1**）。

90 第5章 栄養教育マネジメントの実践（集団栄養教育と個別栄養教育）

実習事例 5-9-1

栄養教育案

学籍番号　　　　　　　　　　　　　氏名

栄養教育テーマ				
テーマ設定の理由				
対象者				
栄養教育目標				
結果目標				
学習目標				
行動目標				
環境目標				
評価方法				
結果評価				
影響評価				
経過評価				
栄養教育の方法				
場所		指導時間	分	
学習形態	講義形式・討議形式・演習形式		スタッフ：	
概　略				支援上のポイント
導入 （　　分）				
展開 （　　分）				
まとめ （　　分）				
予算				
必要な物品・ 教材・機材				

3）教材の選定と作成

①生活習慣病予防ための生活指導に関するリーフレット（A4判）を作成する。

②昼食用の弁当レシピ（800 kcal、塩分3 g 未満）を作成する。

4）模擬栄養教育・評価

6人1組で実施する。人数分の学習指導案を印刷準備する。模擬栄養教育のための練習をしておく。

①教育者役は、テーマ設定の理由の説明（5分）、講話の部分について栄養教育の実施（10分）をする。教育者役以外の学生は、対象者役をする。準備から実施までを振り返る（**実習事例5-9-2**）。

②グループ内でよかった点、改善すべき点について意見交換する（5分）。（**実習事例5-9-3**）に記入し、教育者役に渡す。

③意見を参考にして、指導案・教材等を修正し、1部印刷して提出する。

メモ欄

92　第5章　栄養教育マネジメントの実践（集団栄養教育と個別栄養教育）

実習事例 5-9-2

企画評価

学籍番号　　　　　　　　　　　　　　氏名

アセスメントについて

テーマの設定について

目標設定について

評価方法について

栄養教育の内容について

実習事例 5-9-3

栄養教育自己振り返りシート

学籍番号 _____ 氏名 _____

段階	チェック項目	できなかった	あまりできなかった	どちらともいえない	おおむねできた	一分できた
準備段階	エビデンスのある情報が入手できたか	1	2	3	4	5
	対象者のニーズやレベルに合っている内容であるかを検証できたか	1	2	3	4	5
	対象者の行動変容につながる内容であるかを検証できたか	1	2	3	4	5
	会場の環境について事前にきちんと確認ができたか	1	2	3	4	5
	事前に時間を計りながら練習は十分にできたか	1	2	3	4	5
実施段階	服装は清潔で好感が持たれる服装であったか	1	2	3	4	5
	明るく、ハキハキと開始のあいさつができたか	1	2	3	4	5
	好印象が持たれるような自己紹介ができたか	1	2	3	4	5
	これから何を話すのか、目的をきちんと話せたか	1	2	3	4	5
	興味を引く話題で導入し、対象者の関心を引き付けることができたか	1	2	3	4	5
	重要なポイントを繰り返し伝えることはできたか	1	2	3	4	5
	ユーモアを入れて、飽きさせない工夫ができたか	1	2	3	4	5
	対象者の特性やレベルに合った話し方ができたか	1	2	3	4	5
	話し方はゆっくり明瞭に聞き取りやすい話し方ができたか	1	2	3	4	5
	伝えたかった内容を十分に伝えることができたか	1	2	3	4	5
	時間配分は適切であったか	1	2	3	4	5
	終了時間はきちんと守ることができたか	1	2	3	4	5
総評						

94　第5章　栄養教育マネジメントの実践（集団栄養教育と個別栄養教育）

（2）特定健康診査、特定保健指導を想定した集団指導

実習事例5-10

対象者：地域の健康増進イベントに参加する40代〜の男女
　健康状態：特定健康診査の結果、動機づけ支援レベルと判断された集団
　腹囲　男性≧85 cm　女性≧90 cm を超えている。
　BMI は体重身長より算出した結果、全員が25（kg/m²）以上であった。
　いずれの対象者も追加リスク（血糖、脂質、血圧）に一つ該当していた。
　喫煙歴はない集団である。
　指導前のアンケート調査により、当該集団はおおむね、健康的な生活に興味はあるが実践できていない。また、体重を減らし生活習慣病を回避したいという強い想いをもっていることがわかっている。

実習事例5-10-1　対象者の情報整理

特定保健指導の階層化

STEP 1		腹囲　男性≧85 cm 女性≧90 cm		腹囲　男性≧85 cm 女性≧90 cm かつBMI≧25

↓

STEP 2		血糖		脂質		血圧		喫煙歴

↓

STEP 3		動機づけ支援		積極的支援

メモ欄

3. 個人を対象とした栄養教育

実習事例 5-11 女子大生

Aさん
○○○大学4年生で大学の近くに下宿。

■経過

　某市の女子大学に通うAさんは、高校生の頃から、太りたくないので、甘いものはあまり食べないようにしていたが、2年前にダイエットを始め、現在に至っている。朝が苦手な上、食欲がないため、何も食べないこともある。1カ月前に、通っている大学での献血ができなかった。最近、就職のため病院の健康診断を受けたところ、医師に貧血と言われ鉄剤を処方してもらった。また食事にも気をつけるように言われた。友達から顔が白いと言われる。人に比べて疲れやすい。県外に住む家族が心配している。Aさんが通う大学に、献血車が来て献血しようとしたら、ヘモグロビン濃度が低いため、できなかった。ある日風邪を引いて病院を受診し、献血できなかったことを医師に話したら、診察に加え、血液検査を行い、その3日後、検査結果の説明があり貧血の薬を処方された。

　家族にその話をすると就職活動のこともあるため心配して、「近くの保健センターに相談に行ったら」と勧められた。など。

　夜のアルバイトなどで忙しいなど　身体計測、問診（だるい、疲れやすいなど）、臨床検査などを書く。

　※女子大生の食事の聞き取り（添付資料）
　　栄養相談の場：市・町の保健センター
　　栄養相談実施者：市・町の栄養士

■食事習慣

朝：パンと飲み物、時々欠食　　昼：売店、学食など　　夕：バラツキが多い
間食：アイスクリーム、ポテトチップスなどのお菓子が好き

■運動習慣

ほとんどない

■生活リズム

起床時間：7時
就寝時間：0時過ぎ

■家族構成

現在1人暮らし、両親と弟（県外）

■特記事項

・栄養バランスが悪い（たんぱく質、ミネラル、ビタミン不足）。
・アイスクリームを毎日食べている。

96　第5章　栄養教育マネジメントの実践（集団栄養教育と個別栄養教育）

実習事例 5-11-1　女子大生 A さんの食事記録

1 日目

区分	献立	備考
朝	食パン6枚切り1枚 コーヒー1杯	
昼	唐揚げ弁当（売店） 　おにぎり2個 　唐揚げ小3個 　ウインナー1本 　キャベツ	
間食	アイスクリーム	1個200g
夕食	ごはん カップスープ［粉末］ 野菜炒め	市販のコーンクリーム もやし、にんじん、たまねぎ、油
夕食後	ポテトチップス40g	1袋（テレビをみながら）

E：1885 kcal
P：43.7 g
F：54.3 g
Ca：660 mg
Fe：3.0 mg

2 日目

区分	献立	備考
朝	なし	
昼	サンドイッチ コーヒー	卵、トマト
間食	アイスクリーム	1個200g
夕食	アルバイトのまかない 　カレーライス 　コロッケ、キャベツ	豚肉、じゃがいも、人参、たまねぎ 惣菜

E：1677 kcal
P：43.5 g
F：70.3 g
Ca：476 mg
Fe：3.7 mg

3 日目

区分	献立	備考
朝	バナナ	1本100g
昼	きつねうどん コーヒー	うどん　油揚げ　かまぼこ 200g　30g　　10g
間食	アイスクリーム	1個200g
夕食	親子どんぶり	ご飯、鶏肉、たまねぎ、卵
夕食後	クッキー	5個　50g

E：1570 kcal
P：45.0 g
F：47.0 g
Ca：462 mg
Fe：4.0 mg

3. 個人を対象とした栄養教育　　97

実習事例 5-11-2　　事例に基づいて、SOAP で整理してみよう。

個別栄養相談記録例

S データ	主訴 経過
O データ	アセスメントデータ（S：Sign/Symptoms）、原因や要因（E：Etiology） 身体計測 職業： 家族： 身体活動レベル： 飲酒や喫煙： 生理・生化学検査値 食事調査（エネルギー、栄養素摂取量等） 　朝： 　昼： 　夕：
A 評価	SとOをどのように捉えたかを書く。
	栄養診断 PES（栄養診断の用語および番号を記入） S の根拠に基づき、E が原因となった（関係した）P の栄養状態と判定（栄養診断） する。
P 計画	Mx）モニタリング評価（何の推移をみていくのか） Rx）教育者の立場（栄養治療計画） Ex）学習者の立場（栄養教育計画）

S：Subjective data（主観的データ）、O：Objective data（客観的データ）、A：Asseesment（評価）、P：Plan（計画）。
PES 報告の P：Problem or Nutrition Diagnosis Label 問題や栄養診断の表示。
Mx）：Monitoring plan（モニタリング計画）、Rx）：Therapeutic plan（栄養治療計画）、Ex）：Educational plan（栄養教育計画）
PES 報告の S は、計画の Mx）とリンクし、E は、計画の Rx）と Ex）にリンクする。
（公益社団法人日本栄養士会栄養ケアプロセス研修会資料を一部改変）

98　第5章　栄養教育マネジメントの実践（集団栄養教育と個別栄養教育）

実習事例 5-11-3　個別栄養相談記録例

S	・太りたくないため、あまり食べないようにしている。ダイエットは、2年前から始めた。 ・朝が苦手で食欲がないため、食べないこともある。 ・1カ月前に、通っている大学での献血ができなかった。 ・最近、就職のため病院の健康診断を受けたところ、医師に貧血と言われ、鉄剤を処方してもらった。また食事にも気をつけるように言われた。 ・友達から顔が白いと言われる。人に比べて疲れやすい。県外に住む家族が心配している。
O	身長：160.0 cm、体重46.0 kg、BMI：18.0 kg/m^2　（高校生時：54 kg） 職業：大学生（4年） 家族：現在1人暮らし：両親と弟（県外） 身体活動レベル：I 飲酒や喫煙：なし RBC：370（10^4/μl）、Hb：9.0（g/dl）、Hct：32.1（%）、MCV：75（fl）、MCH：23.0（pg）、MCHC：29.0（%）、WBC：4000（μl）、リンパ球：1309（ul）、TP：6.8（g/dl）、Alb：3.5（g/dl）、T-chol 120（mg/dl）、Fer：10（ng/ml）、Fe：45（μg/dl） 栄養素等摂取量：エネルギー：1,710 kcal　たんぱく質：44.0 g 　　　　　　　　　　Ca：533 mg、Fe：3.6 mg ━━━━━━━ ｜ 3日間平均 ｜ 　朝：食パン6枚切1枚、コーヒー（ブラック）1杯 　昼：唐揚げ弁当（おにぎり2個、唐揚げ小3個、ウインナー1本、キャベツ30 g）、アイスクリーム（200 g） 　夕：ごはん茶碗軽く1杯（120 g）、カップスープ（コーンクリーム）、野菜炒め 　夜：ポテトチップス1袋
A	2年前からのダイエットのせいかBMI18.0とやせており、顔色がすぐれず、疲れやすい。Hb、Hct、RBCが低値のうえ、MCV、MCH、MCHC、Fer、Feのいずれも低い。TP、Alb値も低く、たんぱく質栄養状態は、低下していると考えられる。 食事は、あまり食べないようにしているということであるが、エネルギー量は比較的とれている。アイスクリーム、菓子類が栄養補給に貢献しており、特に鉄などの必要な栄養素量の不足が考えられる。
	栄養診断 栄養素摂取量が目標に満たないことやHb、Hct、RBCが低値であることから、誤ったダイエットを原因とするたんぱく質、鉄摂取不足の状態であると栄養診断する。
P	Mx）食事記録（エネルギー、たんぱく質、鉄など）Hb値などの血液検査、立てた目標の実践状況 Rx）エネルギー1700 kcal、たんぱく質50 g、鉄10.5 mg Ex）①健康的なダイエットの方法を学習する（すなわちHbを体内で合成させるために、主食・主菜・副菜などを組み合わせ、Hbの材料となるたんぱく質、鉄など栄養バランスのとれた食事のしかたを理解する）。 ②吸収されにくい鉄は、VCや酸、たんぱく質と一緒にとるとよいことも併せて理解する。

【引用・参考文献】

1）厚生労働省『標準的な健診・保健指導プログラム（改訂版）』p.58。

第6章

栄養教諭論

学習のポイント
- ◆栄養教諭の職務内容を説明できる。
- ◆食に関する指導の全体計画の作成のしかたがわかる。
- ◆特別活動の指導案の作成および評価ができる。
- ◆個別的な相談指導を実践することができる。

1. 学校における食育と栄養教諭

 学校における食育の必要性と栄養教諭制度が創設された経緯

　児童生徒が望ましい食習慣や規則正しい生活習慣を身につけるためには、子どもの頃から適切な習慣を身に付けていく必要がある。食育は本来、家庭が中心となってその役割を担うものであるが、労働形態の多様化や調理済み食品や外食・中食などの食品・外食産業の発展といった食環境の変化が進む中、小中学生の保護者世代が望ましい食習慣、生活習慣を実践できていないことも多く、従前のように家庭における食育に期待することは難しい状況である。こうした現状に鑑み、学校における食育のさらなる充実が求められるようになった。

　2001年には、「食に関する指導の充実のための取組体制の整備について（第一次報告）」において、学校における食に関する指導は、子どもたちが生涯にわたって健康な生活を送るために必要な教育として位置づけられた。しかしながら、各学校における食に関する指導の取り組みは多様であることや、学校栄養職員の教育活動への参加が進みつつあるが、一層の取り組みの強化が必要であることが示され、食に関する指導を推進するための体制整備とともに、学校栄養職員の専門性を生かした食に関する指導を充実していくことが課題としてあげられた。

　2004年には、中央教育審議会による「食に関する指導体制の整備について」において、栄養教諭の必要性、職務、免許制度などが答申された。この年、子どもたちが望ましい食習慣と自己管理能力を身に付けることができるようにするために、食に関する専門性に加え、教育的資質を有する者が食に関する指導を担うよう栄養教諭制度が創設された。

栄養教諭の職務

　栄養教諭は、学校教育法において「児童生徒の栄養の指導及び管理をつかさどる（学校教育法第37条第13項）」ことを任務とした教諭として定められており、学校の児童生徒全体の栄養の指導と管理をつかさどる職責を担っている。学校に配属された栄養教諭は、食に関する指導の全体計画の作成など、食に関する指導の連携・調整や各教科等における指導、児童生徒に対する個別的な相談指導などの「食に関する指導」、ならびに献立作成や衛生管理などの「学校給食の管理」を行うことが主たる業務となる。

　なお、学校給食法における「学校給食栄養管理者」は、「学校給食の栄養に関する専門的事項をつかさどる（第7条）」ことを任務とし、食に関する指導は職務に位置づけられていないことからも、両職の職務は異なるものである。

表6-1　栄養教諭の職務

1）食に関する指導 　1　肥満、偏食、食物アレルギーなどの児童生徒に対する個別指導を行う。 　2　学級活動、教科、学校行事等の時間に、学級担任等と連携して、集団的な食に関する指導を行う。 　3　他の教職員や家庭・地域と連携した食に関する指導を推進するための連絡・調整を行う。 2）学校給食の管理 　1　栄養管理、衛生管理、検食、物資管理等

（文部科学省「栄養教諭制度の概要」より作成。http://www.mext.go.jp/a_menu/shotou/eiyou/04111101/003.htm）

 食育推進に関わる学習指導要領の改訂や学校給食法の改正

　2008年3月の小中学校の学習指導要領改訂では、学習指導要領総則に「学校における食育の推進」が明記され、食育は学校の教育活動全体で取り組むものとして位置づけられた。また、関連する教科として家庭科、体育科および特別活動の学習指導要領にも食育に関する記述が加えられた（表6-2）。

表6-2　小学校学習指導要領解説総則編における食育に関する記載事項

体育・健康に関する指導（第1章　第1の3） 　学校における体育・健康に関する指導は、児童の発達の段階を考慮して、学校の教育活動全体を通じて適切に行うものとする。特に、学校における食育の推進並びに体力の向上に関する指導、安全に関する指導及び心身の健康の保持増進に関する指導については、体育科の時間はもとより、家庭科、特別活動などにおいてもそれぞれの特質に応じて適切に行うよう努めることとする。また、それらの指導を通して、家庭や地域社会との連携を図りながら、日常生活において適切な体育・健康に関する活動の実践を促し、生涯を通じて健康・安全で活力ある生活を送るための基礎が培われるよう配慮しなければならない。

（文部科学省「小学校学習指導要領解説　総則編」より。http://www.mext.go.jp/component/a_menu/education/micro_detail/__icsFiles/afieldfile/2009/06/16/1234931_001.pdf）

　さらに2008年6月には学校給食法も改正され、食育推進の観点から見直しが行われた。学校給食法の目的に「学校における食育の推進」が位置づけられたほか、学校

1. 学校における食育と栄養教諭　101

給食の目標の変更や栄養教諭は学校給食を活用した食に関する実践的な指導を行うことが新たに規定された（表6-3）。

表6-3　学校給食法（最終改正：平成27年6月24日）

（この法律の目的）
第一条　この法律は、学校給食が児童及び生徒の心身の健全な発達に資するものであり、かつ、児童及び生徒の食に関する正しい理解と適切な判断力を養う上で重要な役割を果たすものであることにかんがみ、学校給食及び学校給食を活用した食に関する指導の実施に関し必要な事項を定め、もつて学校給食の普及充実及び学校における食育の推進を図ることを目的とする。
（学校給食の目標）
第二条　学校給食を実施するに当たつては、義務教育諸学校における教育の目的を実現するために、次に掲げる目標が達成されるよう努めなければならない。
一　適切な栄養の摂取による健康の保持増進を図ること。
二　日常生活における食事について正しい理解を深め、健全な食生活を営むことができる判断力を培い、及び望ましい食習慣を養うこと。
三　学校生活を豊かにし、明るい社交性及び協同の精神を養うこと。
四　食生活が自然の恩恵の上に成り立つものであることについての理解を深め、生命及び自然を尊重する精神並びに環境の保全に寄与する態度を養うこと。
五　食生活が食にかかわる人々の様々な活動に支えられていることについての理解を深め、勤労を重んずる態度を養うこと。
六　我が国や各地域の優れた伝統的な食文化についての理解を深めること。
七　食料の生産、流通及び消費について、正しい理解に導くこと。

第十条　栄養教諭は、児童又は生徒が健全な食生活を自ら営むことができる知識及び態度を養うため、学校給食において摂取する食品と健康の保持増進との関連性についての指導、食に関して特別の配慮を必要とする児童又は生徒に対する個別的な指導その他の学校給食を活用した食に関する実践的な指導を行うものとする。この場合において、校長は、当該指導が効果的に行われるよう、学校給食と関連付けつつ当該義務教育諸学校における食に関する指導の全体的な計画を作成することその他の必要な措置を講ずるものとする。

（「学校給食法」より。http://law.e-gov.go.jp/htmldata/S29/S29HO160.html）

実習事例 6-1

「食に関する指導体制の整備について」（答申）を読み、以下のことをまとめてみよう。

1　なぜ、学校における食育を充実させる必要があったのか（あるのか）。

2　「食に関する指導体制の整備について」（答申）があった頃の、学校における食に関する指導の課題はどんなことだったか。

3　栄養教諭の職務について①食に関する指導と②学校給食の管理の観点から整理しなさい。

【引用・参考文献】
1）文部科学省「食に関する指導の充実のための取組体制の整備について（第一次報告）」http://www.mext.go.jp/b_menu/shingi/chousa/sports/004/toushin/010701n.htm
2）文部科学省「食に関する指導体制の整備について（答申）」http://www.mext.go.jp/b_menu/shingi/chukyo/chukyo0/toushin/04011502.htm
3）文部科学省「栄養教諭制度の概要」http://www.mext.go.jp/a_menu/shotou/eiyou/

04111101/003.htm
4) 文部科学省「食育・栄養教諭に関してよくある質問Q&A」http://www.mext.go.jp/a_menu/sports/syokuiku/06121505/001.pdf
5) 藤澤良知・芦川修貳・古畑公ほか『よくわかる栄養教諭——食育の基礎知識　第二版』同文書院、2016年、pp.5-6。
6) 文部科学省「小学校学習指導要領解説　総則編」http://www.mext.go.jp/component/a_menu/education/micro_detail/__icsFiles/afieldfile/2009/06/16/1234931_001.pdf
7)「学校給食法」http://law.e-gov.go.jp/htmldata/S29/S29HO160.html

2. 食に関する指導の展開

１ 食に関する指導の全体計画を作成する必要性

　食に関する指導の推進にあたり、各校においては食に関する指導の全体計画（以下、全体計画とする）を作成する。栄養教諭は、食に関する指導のコーディネーターとして、食に関する指導の全体計画（図6-1）を作成することが求められている。全体計画の作成は以下の理由により重要視されている。
　①学校における食育は、給食の時間、特別活動、各教科等のさまざまな教育の内容に密接に関わっており、学校教育活動全体の中で体系的な食に関する指導を計画的、組織的に行っていく必要があるため。
　②学校の教職員全体で食育に取り組むうえで、学校全体の食育の目標や具体的な取り組みについての共通理解をもつことが必要であるため。
　③児童生徒が食について理解を深め、日常生活において実践していくためには、学校での指導と一体になった家庭や地域での取り組みが必要であるため。

２ 全体計画に示す内容

　各学校は、めざす子ども像や学校教育目標を掲げている。めざす子ども像に示されているような子どもを育てたり、学校教育目標を達成するために、食に関する指導として、いつ、どこで、どのような手立てを行うかについての計画を示す資料が全体計画である（図6-1）。学校教育において食育という特定の教科はなく、食育を行うためだけの時間枠は確保されていない。そのため、食育を進める際は、給食の時間における指導だけでなく、各教科等における食や健康に関する学習を関連づけ、学校の教職員が連携・協力して児童生徒に対して継続的かつ効果的に指導が行われている。
　全体計画には、以下に示す内容を記載することが望まれている。
　①学校としての食に関する指導の目標
　②学年ごとの食に関する指導の目標
　③給食の時間における食に関する指導の内容等の年間を通した一覧表
　④学年ごとに関係教科、道徳、総合的な学習の時間、特別活動等における食に関す

2. 食に関する指導の展開　103

・児童の実態 ・保護者・地域の実態 等を記述する。	学 校 教 育 目 標	学習指導要領 食育基本法 食育推進基本計画 教育委員会の方針

食 に 関 す る 指 導 の 目 標

① 食事の重要性、食事の喜び、楽しさの理解をする
② 心身の成長や健康の保持増進の上で望ましい栄養や食事のとり方を理解し、自ら管理していく能力を身に付ける
③ 正しい知識・情報に基づいて、食物の品質及び安全性等について自ら判断できる能力を身に付ける
④ 食物を大事にし、食物の生産等にかかわる人々への感謝する心をはぐくむ
⑤ 食事のマナーや食事を通じた人間関係形成能力を身に付ける
⑥ 各地域の産物、食文化や食にかかわる歴史等を理解し、尊重する心をもつ
　　　　　　　　　　　　　　　　　　　　　　　　　　　　　　　　　　　　　　　（など）

幼稚園 保育所	各 学 年 の 食 に 関 す る 指 導 の 目 標	中学校

幼稚園・保育所との連携に関する方針等を記述する。	低 学 年	中 学 年	高 学 年	中学校との連携に関する方針等を記述する。
	○食べ物に興味関心をもつ ○好き嫌いせずに食べようとする ○いろいろな食べ物の名前が分かる。（など）	○楽しく食事することが心身の健康に大切なことが分かる。 ○健康に過ごすことを意識して、いろいろな食べ物を好き嫌いせずに食べようとする。 ○衛生的に給食の準備や食事、後片付けができる。（など）	○楽しく食事をすることが人と人とのつながりを深め豊かな食生活につながることが分かる。 ○食事が体に及ぼす影響や食品をバランスよく組み合わせて食べることの大切さを理解し、自分の食生活が考えられる。 ○食品の衛生に気を付けて、簡単な調理をすることができる。（など）	

			4月	5月	6月	7月	8月	9月	10月	11月	12月	1月	2月	3月
特別活動	学級活動 ○ 及び 給食の時間 ●食に関する指導 ●給食指導	低学年	○給食の約束、歯を大切に ○給食を知ろう ●仲良く食べよう			○夏休みの健康 ○食べ物の名前を知ろう ●楽しく食べよう			○健康な生活習慣 ○食べ物に関心をもとう ●食べ物を大切にしよう			○風邪の予防、成長を振り返ろう ○食べ物について振り返ろう ●給食の反省をしよう		
		中学年	○給食の約束、歯を大切に ○食品について知ろう ●給食のきまりを覚えよう			○夏休みの健康、運動と健康 ○食べ物の働きを知ろう ●食事の環境について考えよう			○健康な生活習慣 ○食べ物の3つの働きを知ろう ●食べ物を大切にしよう			○風邪の予防、成長を振り返ろう ○食生活を見直そう ●給食の反省をしよう		
		高学年	○安全に気を付けた給食準備、歯を大切に ○食べ物の働きについて知ろう ●楽しい給食時間にしよう			○夏休みの健康、運動と健康 ○季節の食べ物を知ろう ●食事の環境について考えよう			○健康な生活習慣 ○食べ物と健康について知ろう ●感謝して食べよう			○風邪の予防、成長を振り返ろう ○食生活について考える ●1年間の給食を振り返ろう		
	全校給食指導等		◎ふれあい交流ランチ(なかよくなろう) ◎じょうぶな歯をつくろう ●予約給食			◎ふれあい交流ランチ （楽しく食べよう）			◎ふれあい交流ランチ（素顔作りの工夫をしよう） ◎主食の大切さを考えよう ●予約給食			◎ふれあい交流ランチ（感謝の気持ちを表そう） ◎季節を味わおう ●リクエスト給食・予約給食		
	学校行事		・発育測定　・遠足　・運動会 ・食育月間　・通学合宿			・修学旅行 ・個人懇談　　・夏休み			・学習発表会　・個人懇談 ・冬休み			・学校給食週間 ・スキー学習		
	児童会活動		・ふれあいスタートの会			・ふれあい当番活動			・児童フェスティバル			・ふれあい感謝の会		

		1 年	2 年	3 年	4 年	5 年	6 年
関連する教科	社 会			・私の町みんなの町 ・見直そう私たちのくらし ・調べよう物を作る仕事	・私たちのくらしと土地の様子 ・健康なくらしとまちづくり ・昔のくらしとまちづくり	・食料生産を支える人々 ・住みよいくらしと環境	・大昔の人々の暮らし ・戦争から平和への歩み ・日本とつながりの深い国々
	理 科			・植物の体のつくりや育ち方 ・こん虫の食べものやすみかをしらべよう	・季節と生き物 ・人の体のつくりと運動	・種子の発芽・成長・結実 ・動物の誕生	・インゲンマメやジャガイモを育てよう ・人の体のつくりと働き ・植物とでんぷん ・生物と環境
	生 活	・みんなだいすき ・やさいをそだてよう	・できるようになったよ ・おいしいやさいになあれ ・はっけん！わたしの町				
	家 庭					・なぜ食べるのだろう ・野菜の調理 ・ごはんを炊く	・生活を計画的に ・楽しい食事を工夫しよう
	体 育（保健領域）			・毎日の生活と健康	・育ちゆく体と私		・病気の予防

道 徳	1 主として自分自身に関すること　(低)(中)(高)(1) 2 主として他の人とのかかわりに関すること　(低)(中)(1)(4)　(高)(1)(5) 3 主として自然や崇高なものとのかかわりに関すること　(低)(中)(1)(2) 4 主として集団や社会とのかかわりに関すること　(低)(2)(3)(5)　(中)(2)(3)(5)(6)　(高)(1)(4)(5)(7)(8) （学校として設定した主題名等を明記する）

総合的な学習の時間			・むかしの食事	・ふるさとを食べよう	・豆豆大作戦	・ホリデーランチを作ろう

家庭・地域との連携の取り組み方	学校だより、食育(給食)だより、保健だより、学校給食試食会、家庭教育学級、講演会、公民館活動 - 学校を中心として、どのような子どもを育てたいのか、そのために保護者・地域とどのような連携の取組を計画しているのかを記述する。
地場産物活用の方針	地場産物活用の教育的な意義、活用方針等を記述する。
個別相談指導の方針及び取り組み方	保護者からの申し出、定期健康診断の結果、日常の食生活の様子等から個別相談指導が必要な児童を対象に実施する等、個別指導の方針等を記述する。 関係職員との連携、校内の指導体制等についても記述する。

図6-1　食に関する指導の全体計画（小学校）例
（文部科学省『食に関する指導の手引（第一次改訂版）』東山書房、2010年、p.21 より）

る指導の内容を抽出した年間を通した一覧表
⑤個別的な相談指導のあり方
⑥地場産物の活用のあり方
⑦保護者は地域との連携のあり方、隣接する学校（園）との接続の方針

③ 年間指導計画

年間指導計画は学年ごとに作成され、実施時期、単元名、各単元における主な学習活動、食に関する指導の目標等が記載される。児童の発達段階を考慮し、季節や学校行事などの活動時期を生かし、各教科等との関連をふまえて計画する必要がある。

実習事例 6-2

学年ごとの関係教科、道徳等における教科書から、食に関する指導と関連する内容を探しだし、**実習記入シート6-2-1** に一覧表としてまとめよう。

手順
　①食に関する指導と学習内容が関連している教科として、社会、理科、生活、家庭科、体育科（保健領域）等がある。これらの教科の学習内容の中から、食に関する指導と関連のある内容を教科書から探しだす。
　②抽出した内容を食育の６つの目標（食事の重要性、心身の健康、食品を選択する能力、社会性、感謝の心、食文化）の観点から整理する。
　③各学年別に、どの教科等のどの単元で食に関する指導を行うことができるのか
　　実習記入シート6-2-1 にまとめ一覧表に整理する。
準備物：小学校各学年の各教科の教科書

実習記入シート6-2-1

	１年	２年	３年	４年	５年	６年
国語						
社会	/	/	/			
理科	/	/	/			
生活			/	/	/	/
家庭	/	/	/	/		
体育保健領域	/					

【引用・参考文献】
　1）文部科学省『食に関する指導の手引（第一次改訂版）』東山書房、2010 年、pp.14-24。

3. 食育における特別活動

① 小学校・中学校

　特別活動は、どのような内容を実施するのかについて小学校学習指導要領で確認しよう。小学校学習指導要領における特別活動は、学級活動、児童会活動、生徒会活動、学校行事が設定されている。目標は、「望ましい人間関係を形成し、集団の一員として学級や学校におけるよりよい生活づくりに参画し、諸問題を解決しようとする自主的、実践的な態度や健全な生活態度を育てる」である[1]。

　なかでも、学級活動には、学校給食が位置づけられており、「食育の観点を踏まえた学校給食と望ましい食習慣の形成」がねらいである。中学校の学習指導要領においても、同様な項目[2]がねらいとなっている。

　特に、小学校学習指導要領解説[3]では、「楽しく食事をすること」、「健康によい食事のとり方」、「給食時の清潔、食事環境の整備など」に関する指導により、望ましい食習慣の形成を図るとともに、食事を通して望ましい人間関係の形成を図ることをねらいとし、給食の準備から後片付けを通して、計画的・継続的に指導する必要がある[3]としている。

　これらの内容に沿い、各学校の実態や発達段階に合わせて、『食に関する指導の手引（第一次改訂版）』[4]等や各都道府県のホームページなどに掲載されている資料を参考に全体計画の中の特別活動の部分を作成してみよう。

実習事例6-3　（小学校）　　**実習事例6-4**　（中学校）

学年全体の指導の目標にあわせた計画から特別活動の展開を考える。

ステップ１　全体計画から各学年の食に関する指導の目標等を確認する。

ステップ２　小学校では低学年、中学年、高学年、中学校は１年生、２年生、３年生と発達段階に分けてテーマを考える。

ステップ３　関連教科と照らしあわせながら学期ごとに分類する。

作成上の留意点

　①特に給食の時間では給食が生きた教材である。給食を通した題材とする。

　②担任の先生、各科目の先生と相談して進めること。

　③他の学年との連携も考えること。

106　第6章　栄養教諭論

実習記入シート6-3-1　小学校の特別活動における計画

実習記入シート6-4-1　中学校の特別活動における計画

【引用・参考文献】

1) 文部科学省『小学校学習指導要領　特別活動』2008 年、p.118。
2) 文部科学省『中学校学習指導要領』2008 年。
3) 文部科学省『小学校学習指導要領解説　特別活動編』2008 年、p.40。
4) 文部科学省『食に関する指導の手引（第一次改訂版）』東山書房、2010 年、p.146。
5) 文部科学省・国立教育政策研究所教育課程研究センター「楽しく豊かな学級・学校生活をつくる特別活動（小学校編）」（教員向け指導資料）、2014 年。https://www.nier.go.jp/kaihatsu/pdf/tokkatsu_e_datac.pdf
6) 文部科学省・国立教育政策研究所教育課程研究センター「学級・学校文化を創る特別活動（中学校編）」（教員向け指導資料）、2017 年。https://www.nier.go.jp/kaihatsu/pdf/tokkatsu_j_leafb.pdf
7) 静岡県教育委員会・教育総務課健康安全教育室『お茶を楽しむ食育実践事例集』2016 年。https://www.pref.shizuoka.jp/kyouiku/kk-120/kyusyoku/ocha.html
8) 愛知県教育委員会・公益財団法人愛知県学校給食会『学校給食の管理と指導　七訂版』2015 年。http://www.pref.aichi.jp/soshiki/kenkogakushu/0000081868.html

4. 学習指導案・評価

① 学習指導案とは

　学習指導案は、授業を構想する際の「設計図」であり、授業を行う際には「進行表」となり、授業後には授業や学習指導の「記録」、次への「構想」となるものである。学習指導案は、全国共通の形式があるわけではなく、各都道府県や市町村、各学校により形式が異なるが、その概要を示す。

② 学習指導案（学級活動）作成のポイント

①児童生徒の実態を把握する

　質問紙調査や日常生活実態、給食の喫食状況などから、児童生徒の食生活実態や食に関する知識やスキル等のアセスメントを行う。これにより学級の児童生徒の実態を把握し、取り上げる優先課題を選定する。

　例：夕食後におやつを食べる児童がいる。

②指導のねらいを明確にする

　アセスメントにより抽出した課題に対して、どんなことをねらいとして指導するのか、明確にする。

　例：望ましいおやつの食べ方を身に付けさせたい。

③授業により、児童生徒のどのような変容をめざすのか明確にする

　実態把握をふまえたうえで、どこまで改善するのか、授業後にめざす児童生徒の姿を学級の実態に合わせて設定する。

　例：時間や量を決めておやつを食べる児童を増やしたい。

④児童生徒の実態をふまえた授業展開を検討し、対象者に合った教材を工夫する

　授業の題材名、導入、展開、まとめの流れを考え、教材（写真・動画、表・グラフ、ワークシート等）を、いつ、どんなタイミングで、何をねらいとして活用するのかを具体的に検討する。

　　例　題材名：おやつの食べ方を考えよう。
　　　　導入：学級の児童の好きなおやつ、おやつを食べる時刻（学級の問題の共有化）
　　　　展開：食べすぎた場合の体への影響、1回分のおやつのめやすの量（問題の具体化、
　　　　　　　改善方法の追求）
　　　　まとめ：各自が目標を設定する（自分自身にできる目標設定）

⑤児童生徒が適切に目標設定を行えるようにする

　達成するのが非常に難しい目標や抽象的であいまいな目標にならないように、「少し頑張ればできること」、「達成できたかどうか自分で確認できること」、「家族の協力が得られること」などを目標設定のポイントとして示すことで、適切な目標を考えやすくなる。

学習指導案（学級活動）の書き方の事例

第○学年　学級活動指導案例（1）

日時　　平成○年△月○日　□校時
指導者　T1　教諭　　　○○
T2　栄養教諭　△△

1　題材名：学習する内容がイメージできるように表現を工夫する。
2　題材の目標：学習によって達成したい児童生徒の姿を記載する。
3　児童の実態と題材について
　（1）児童の実態
　　　題材に対する学級および個人の実態、題材についてのこれまでの学習経験などを記載する。
　（2）題材設定の理由
　　　取り上げる題材の内容、今までに取り組んできたこととの関連、その題材を取り上げる意義、題材と児童生徒との関係などを書く。
4　評価基準
　評価基準：学習指導要領の目標および内容をふまえて、設定する。
　食育の視点：食育の6つの目標から記載する。
5　準備物　授業に用いる教材やワークシートなど。

6　展開

	学習活動	指導・支援の留意点	教材・資料
導入	○授業で児童生徒が行う学習活動を、児童生徒の立場から書く。	○教師が児童生徒の学習活動に対して、どのように支援するのか、教師の立場から書く。	○使用する教材や資料を書く。
	めあて（本時の目標を達成するためのめあてを児童生徒がわかりやすい言葉で示す。）		
展開	授業で児童生徒が行う学習活動を、導入・展開・まとめの学習過程に位置づけて具体的に書く。 ※主語は児童生徒であり、「〜に気づく」「〜について考える」「〜について話し合う」などの表現となる。	学習活動と教師の指導、支援の留意点を対応させて、その意図、工夫などについて具体的に書く。 ※具体的な発問や「〜を知らせる」「〜を助言する」「〜を考えさせる」などの表現となる。 ※チームティーチングの場合はT1：学級担任、T2：栄養教諭として2列に分けて記載することもある。	学習活動に対応させて活用する教材、資料を書く。
まとめ			

7　本時の指導と評価の観点

　　授業のねらい（目標）が達成できたかを何によって、どのように評価するのかを記す。

4　学習指導案の事例

第4学年A組　学級活動指導案例（2）

　　　　　　　　　　　　　　　　　日時　　平成28年7月1日（月曜日）4校時
　　　　　　　　　　　　　　　　　指導者　T1　教諭　　　　○○
　　　　　　　　　　　　　　　　　　　　　T2　栄養教諭　　△△

1　題材名：おやつの食べ方を考えよう　学級活動　望ましい食習慣の形成
2　題材・単元目標：
　・おやつのとり過ぎによる体への影響を理解する。
　・望ましいおやつのとり方を知り、実践する意欲を育てる。
3　児童の実態と題材について
　(1) 児童の実態
　　　学級の児童の多くは、学校から帰るとおやつを食べており、チョコレートやジュース、ポテトチップスなどを好んで食べている者が多い。また、おやつの食べ方をみると、夕食後や寝る前におやつを食べる者も数名いる。
　(2) 題材設定の理由

110 第6章 栄養教諭論

　児童にとっておやつは楽しみの一つであり身近な題材である。児童の好むおやつの種類や、おやつを食べる量や時間帯は、個人によってさまざまであり、児童によっては、食べ過ぎていたり、遅い時間に食べている者もいる。おやつの内容や食べすぎることによる体への影響についても考え、望ましいおやつの食べ方を知り、自身の生活で実践する意欲を育むために本題材を設定した。

4　本時の指導と評価計画

● 評価基準

・おやつのとり過ぎによる体への影響を理解しているか。

・望ましいおやつのとり方を実践しようとしているか。

● 食育の視点

・自分の食生活を見つめ直し、よりよい食習慣を形成しようとしているか（心身の健康）。

5　準備物

　アンケート結果をまとめた表、おやつ数種類（実物）、砂糖、食塩、油、200kcal程度の1回分のおやつ。

6　展開

| | 学習活動 | 教師の支援（○）と評価（☆） | | 教材・資料 |
		T1（学級担任）	T2（栄養教諭）	
導入	1. 好きなおやつと、普段おやつを食べている時間帯についてのアンケートの結果を知る。	○事前に行ったアンケート結果をランキング形式で示す。		アンケート結果をまとめた表
展開	2. 自分たちが好きなおやつと、普段おやつを食べる時間帯について気づいたことを話し合う。	○夕食の直前や、夕食後などに食べていることに気づかせ、体にどんな影響があるのか考えさせる。		
	おやつの食べ方について考えよう			
	3. どんな時におやつを食べるのか考える。	○自分の生活を振り返り、どんな時におやつが食べたくなるのか考えさせる。	○おやつを食べる意味を説明する。また、空腹を満たすためだけでなく、イライラした時や、なんとなく食べていることにも気づかせる。	
	4. おやつに含まれる、砂糖や食塩、油の量について知る。		○児童が好きなおやつに砂糖、食塩、油がどの程度含まれているのかスティックシュガー等を用いて説明する。	おやつ数種類（実物）、砂糖、食塩、油
			○摂りすぎた場合の体への影響についても説明する。	

	5. 1日に食べてもよいおやつの目安の量とおやつを食べるのにふさわしい時間帯を知る。	○1日に食べてもよいおやつの量は、200kcal程度であることを伝え、200kcal程度のおやつの量を示す。食べる時間帯としては、学校から帰ってできるだけ早めに食べたほうがよいことを伝える。	200kcal程度の1回分のおやつ
ま と め	6. おやつの食べ方について振り返り、自分のおやつの食べ方の目標を設定する。	○ワークシートを活用して学習のまとめを書かせ、生活の中で実践する意欲につなげる。	ワークシート
		☆おやつのとり過ぎによる体への影響を理解し、望ましいおやつのとり方を実践しようとしているか。	

7　本時の指導と評価の観点

　ワークシートの記述内容から、おやつのとり過ぎによる体への影響を理解し、望ましいおやつのとり方を実践しようとしているか判断する。

実習事例 6-5

学習指導案を検討し、必要な教材を作成して、模擬授業を行う。

手順

　①小学校3年生の児童を対象に、「毎朝朝食を食べること」「野菜を食べることの大切さ」「食事中の正しい姿勢」「箸の正しい使い方」等から題材を1つ設定して、1時間（学級活動：45分）の学習指導案　**実習記入シート 6-5-1**　を作成する。

　②模擬授業に必要な教材や授業で用いるワークシートを作成する。

　③作成した指導案をもとに、20～30分程度で先生役と児童役に分かれて模擬授業を行う。

　④模擬授業後は、先生役の学生は反省点や改善点、児童役の学生も同じく改善点等を　**実習記入シート 6-5-2**　にまとめ、発表する。

メモ：児童役の学生は、小学校3年生児童になりきって、授業を受けましょう。

112　第6章　栄養教諭論

実習記入シート6-5-1　学習指導案

	学習活動	教師の支援（○）と評価（☆）		教材・資料
		T1（学級担任）	T2（栄養教諭）	
導入				
展開				
まとめ				

4. 学習指導案・評価　1⁻3

実習記入シート6-5-2　模擬授業後の評価（先生・児童役）（模擬授業後に記入）

【先生役】
模擬授業を実施してみてどのように感じましたか
①教室内すべての児童に行き渡る声で、内容を十分に伝えることができましたか。
　できた、どちらとも言えない、できなかった
②話す早さが適切で、聞きやすくわかりやすいように間をとって話すことができましたか。
　できた、どちらとも言えない、できなかった
③文字の大きさや、黒板に貼る教材の大きさが適切で、わかりやすい板書ができましたか。
　できた、どちらとも言えない、できなかった
④板書は、授業の流れが一目でわかるようになっていましたか。
　できた、どちらとも言えない、できなかった
⑤何をたずねているのか明確にわかりやすく発問をすることができましたか。
　できた、どちらとも言えない、できなかった
⑥何をしたらよいかわかりやすい指示をすることができましたか。
　できた、どちらとも言えない、できなかった
⑦たとえ話等を工夫したりして、わかりやすい説明ができましたか。
　できた、どちらとも言えない、できなかった

反省点および改善点

【児童役】
模擬授業の良かったことはどんなことですか

模擬授業の改善点はどんなことですか

【引用・参考文献】
　1）藤本勇二「授業づくりから考える『指導案』」『学校給食』(66)30-43。

114 第6章 栄養教諭論

5. 個別指導

　集団指導と併行して個別指導を実施していくことは、一人一人に即した食と健康を考えるうえで大きな意義がある。個別的な相談指導は、指導者と児童とその家族に親密な人間関係が得られやすく、個人の身体状態、栄養状態、食生活、さらに家庭の背景などの特性に応じた相談が行える利点がある[1]。

　個別的な相談指導を必要とする児童・生徒は、①偏食傾向にある場合、②痩身願望が強い場合、③肥満傾向にある場合、④食物アレルギーのある場合、⑤運動部活動でスポーツをする場合等とされている[2]。特に痩身、肥満傾向、食物アレルギー等については、専門的な知識と同時に、児童・生徒やその保護者への接し方にも配慮が必要なため、学級担任や養護教諭、学校医、主治医、保護者などとの間で十分連携をしながら、共通理解のもと、相談指導を進めていくことが重要である。

実習事例6-6　ロールプレイングを通して相談指導を考えてみよう

（1）ねらい

　①偏食、肥満、食物アレルギー、スポーツ障害といった問題を抱える児童生徒の保護者との栄養相談をする際の留意事項を説明できる。

　②行動科学の理論やカウンセリングの技法を活用し、個別相談を行う。

（2）準備物

　食に関する指導の手引（文部科学省）、健康診断結果や健康カード等、学校のアレルギー疾患に対する取り組みガイドライン（（財）日本学校保健会）、栄養相談問診表、学校給食献立表等。

実習事例6-6-1　中学校（1年男子）

偏食事例

■経過
- ・小学生の頃から偏食が多く、特に野菜について食べられないことが多い。
- ・家庭では嫌いな野菜はほとんど使用しない料理が提供されている。
- ・本人が、偏食をなおしたい（まったく飲み込めない野菜を、どうしたら食べられるようになるか教えてほしい）と教育相談で栄養教諭に相談をしてきた。
- ・学校給食は食べなければいけないという思いがあって、多少苦痛になっているようだ。

■食事習慣
　朝：パンと牛乳。昼：学校給食。夕：野菜料理には手をつけない。
　間食：ポテトチップスなどのお菓子が好き。

■運動習慣
　部活で平日は16時〜17時、休日は9時〜12時に活動している。

■生活リズム
　起床時間：6時
　就寝時間：23時

5. 個別指導　175

■家族構成

　父親、母親、妹（小学校5年生）

■特記事項

　・部活は中学校になってから始め、テニスをしている。

　・食品経験が少ない。

　・野菜は嫌いなものが多く、家庭ではまったくといっていいぐらいに食べない。

　・本人は、食べられるようにと願っているが身体が受けつけない。

　・真面目そうに見えるが、忘れ物が多く、その場を取りつくろうために嘘を言うことがある。

実習事例 6-6-2　　小学校（6年女子）

肥満事例

■経過

　・幼児期からよく太っていた。

　・小学校入学後も肥満度は徐々に高くなっていった。

　・小学校5年の肥満度31.8%で、6年生で34.6%になり、親が心配して相談にきた。

　・肥満度から見た実行目標エネルギー量を算出し、1日分と1食分の食べる目安を指導した。

　・徒歩運動も取り入れることを勧めた。

■食事習慣

　朝：パンとジャムやピザをよく食し、それにあわせて清涼飲料水を飲む。

　昼：学校給食

　間食：甘いものが好きで多くのおやつを食す。ポテトチップスやチョコレートが好き。夕

　　　　飯の後、寝る前にもおやつを食べる。

　夕：ご飯は2杯食べる。外食が多い。

■運動習慣

　外遊びが少なく、テレビゲームをすることが多い。

■生活リズム

　起床時間：7時

　就寝時間：22時半

■家族構成

　父母、祖父母、弟

■特記事項

　・早食いである。

　・野菜が嫌いである。

　・父母ともに肥満傾向である。

　・おやつや甘いものが好き。

　・運動があまり好きではなく体を動かすことをしない。

116　第6章　栄養教諭論

実習事例 6-6-3　　中学校（1年男子）

鶏卵による食物アレルギーの事例
■経過
・乳児期に湿疹が始まった。
・小学校に入学し、再々の養護教諭からの指導で病院に行き、食物アレルギーと診断される。家庭では、卵を使用しない料理をしているらしい。
・小学生の中学年までは、学校給食において食物アレルギー対応給食が提供されず、養護教諭の判断で卵入りの料理は食べさせなかった。
・小学5年生から学校給食でも食物アレルギー対応給食が始まり、卵を一切使用しない料理の提供が始まり、現在に至っている。
・中学校に入学してから、担任・保健主任・養護教諭・栄養教諭が連携をとりながら学校生活上での卵アレルギー対応を行っている。
■食事習慣
朝：ご飯がメインで味噌汁など和食中心。
昼：学校給食。
夕：卵の使用をさけた料理を、祖母が作っている。
間食：甘いものが好き。帰宅から夕食の間に食べることが多く、ほぼ毎日食べている。
■運動習慣
部活で平日は16時～17時、休日は9時～12時に活動している。
往復1時間の自転車通学をしている。
■生活リズム
起床時間：6時
就寝時間：23時
■家族構成
祖父母、本人、母親（時々帰ってくるが別居）
■特記事項
・本人ができることも先にやってしまうなど、祖母が大変な過保護である。
・自分の思いを上手に表現することができないこともあり、時々キレる。
・母親には養育力はない。

実習事例 6-6-4　　中学校（2年女子）

スポーツ貧血の事例
■経過
・先日、所属している陸上部の部活中に気分が悪くなったため病院を受診したところ、スポーツによる貧血だと診断された。
・フェリチン（貯蔵鉄）が少ない。
・栄養教諭には鉄分の多く含まれる食材や家庭の食事で気をつけることについて聞きたい。
・サプリメントの使用を考えているが、その効果・使用量についても教えてもらいたい。
■食事習慣
朝：パンと果物。
昼：学校給食。
夕：ご飯を2杯は食べる。
間食：毎日、グミ、キャンディーなどを食べる。
■運動習慣
部活で平日は16時～18時、休日は8時～10時に活動している。
■生活リズム

起床時間：5時30分

就寝時間：22時

■**家族構成**

　父親、母親、弟2人

■**特記事項**

　・部活は中学校になってから始め、種目は長距離走（3000 m）をしている。

　・練習ではおよそ5 km～8 km走る。

　・にんじんが嫌いで食べない。

【引用・参考文献】

1）文部科学省『食に関する指導の手引（第一次改訂版）』東山書房、2010年。

2）文部科学省中央教育審議会答申「食に関する指導体制の整備について」2004年。

6. 食育実践事例

　ここでは、食育実践事例を記す。第6章の学習のポイントと対応させながら、確認しよう。

実習事例6-7　小学校（5年～6年）

学級活動　授業テーマ　「よりよい朝ごはんを目指して」

(1) 目標（ねらい）

　・朝ごはんの役割を理解する。

　・栄養バランスの整った朝ごはんを自分で判断・選択できるようになる。

(2) 食育の視点

　・朝食の重要性を理解する（食事の重要性）。

　・望ましい朝食のとり方を理解し、自ら管理していける能力を身に付ける（心身の健康）。

(3) 展開

	流れ	指導上の支援と留意点
導入 （5分） （5分）	栄養教諭の自己紹介 朝ごはんの様子をふりかえらせる 本時のテーマ・めあての発表をさせる 「よりよい朝ごはんを目指して」	ある人の朝ごはん写真の提示 めあて 栄養バランスの整った朝ごはんとは何だろう？
（10分）	朝ごはんの役割について説明する プリント配布、記入 朝ごはんと学力・体力について説明する	
（10分）	栄養バランスの整った朝ごはんについて説明する	

(10分)	より良い朝ごはんにするには、何が足りないか、何を足すとよいかペアで考えさせる 代表者に発表させる	
まとめ (5分)	本時のおさらいを聞く 感想を書く	

(4) 板書計画

「よりよい朝ごはんを目指して」		
めあて 栄養バランスの整った朝ごはんとは何だろう？ 朝ごはんの写真 朝ごはんと学力 / 朝ごはんと体力	①．朝ごはんの役割 　３つのスイッチ をオンにする 　その１　脳　スイッチ 　その２　体　スイッチ 　その３　腸　スイッチ	②．栄養バランスが整った 朝ごはん 　　　　　＝ ３つのグループがそろった 朝ごはん ③．よりよい朝ごはんを組み立ててみよう パターン１ パターン２

(5) 学習プリント

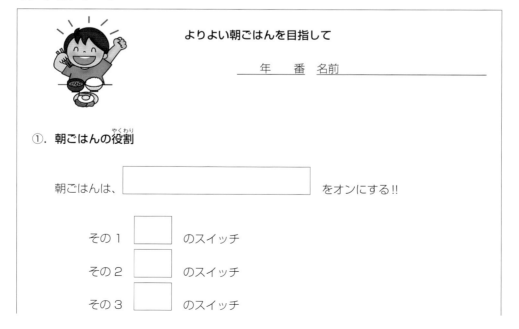

6. 食育実践事例　19

②. 栄養バランスがととのった 朝ごはん

　　　　　　　||　（同じ意味）

　　┌─────────────────┐
　　│   │朝ごはん
　　└─────────────────┘

★目指したい朝ごはん

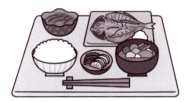

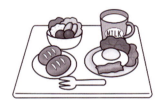

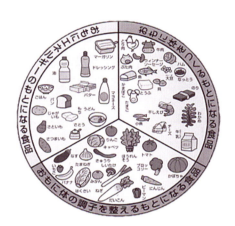

③. よりよい朝ごはんを組み立ててみよう

それぞれのパターンを想像してみよう！
　（1）たりないものは何か？
　（2）どんな料理をたすと良いか？
ペアで話し合って、（1）～（2）に　こたえましょう！

パターン1

朝起きると、つくえの上に朝ごはんが準備されていました。
白いご飯と野菜のみそ汁です。もうひと品たすならば、何をたしますか？

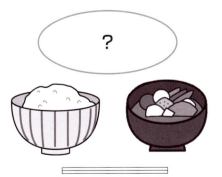

┌─────────────────────────────┐
│（1）たりないものは何か？   │
│　　_____グループの食べ物│
│   │
│（2）どんな料理をたすと良いか？ │
│　　_____   │
└─────────────────────────────┘

パターン2

朝起きると、つくえの上に朝ごはんが準備されていました。
食パンとベーコンエッグです。もうひと品たすならば、何をたしますか？

120　第6章　栄養教諭論

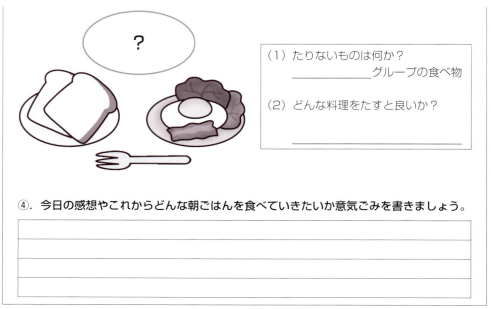

（1）たりないものは何か？
　　　＿＿＿＿＿＿グループの食べ物

（2）どんな料理をたすと良いか？
　　　＿＿＿＿＿＿＿＿＿＿＿＿＿＿

④．今日の感想やこれからどんな朝ごはんを食べていきたいか意気ごみを書きましょう。

（三重県小学校栄養教諭、山本尚氏提供）

実習事例 6-8　特別活動（1）

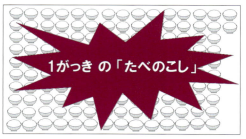
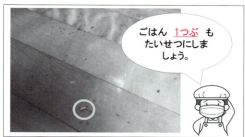
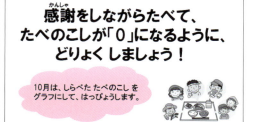

（高知県小学校栄養教諭、一園紘嘉氏提供）

6. 食育実践事例　121

> **実習事例 6-9**　特別活動（2）

【やくわり】

○○○や：養護教諭　調理員：　　　　　　　　トマト：　　　　　　　ピーマン：

栄養教諭：栄養教諭　こども：　　　　　　　　とうふ：　　　　　　　にんじん：

【セリフ】

「今日は、ある日の給食の様子のげきをします。」

「登場人物の気持ちを想像しながら見てください。」

○○○や：「こんにちはー！ ○○○やでーす！」

栄養教諭：「はーい！」

○○○や：「できるだけ地元でとれたものをえらびましたよ〜。」

栄養教諭：「ありがとうございます。おいしい給食にしますね。調理員さん、お願いしまーす。」

調理員：「はーい！ みんなの力になるように、おいしい給食を作るぞー！」

トマト・ピーマン・とうふ・にんじん：「おーー！」

にんじん：「今日はどんな給食に変身するのかなあ。」

とうふ：「早くみんなに食べてほしいね。」

こども：「お腹すいたな〜。今日は地元の食べ物いっぱい入ってる日だ！

　　　　いただきまーす！」

にんじん：「おいしそうな給食に変身したね！」

ピーマン：「全部食べてくれるかなあ？」

とうふ：「こんなにおいしいんだから、きっとだいじょうぶだよ！」

トマト：「でもあと少しで 12 時 50 分になっちゃうよ…」

こども：「給食の終わりの時間だ。まだ残ってるけどサッカーもしたいし、片づけようっと。

　　　　ごちそうさま〜。」

とうふ：「わーい！ ぼくを全部食べてくれてありがとう！」

にんじん：「ぼくもだ！ うれしいなあ！」

ピーマン：「あれれ？ 黄色のボールに残されてる…エーン…」

トマト：「ぼくもだ…地元のおいしい特産物なのに、ひどいよ…」

調理員：「よし、片付けようか〜。あらあら、ピーマンとトマトが残ってる。

　　　　一生けんめい作ったのに残念…ピーマン君とトマト君も悲しいよね。」

ピーマン：「うん、悲しすぎるよ。それに、ボールに捨てられるのは今日だけじゃないんだもん。」

トマト：「ぼくは昨日もボールに入れられていたよ…。」

栄養教諭：「栄養もあるし、地元の食べ物なのになあ。」

※みんなで前に出る。

「ぼくたちは、みんなの体を元気にするためにがんばりたいのに、黄色のボールに捨てられて

122 第6章 栄養教諭論

しまうと、とても悲しい気持ちになります。」

「毎日食べている給食には、栄養だけではなく、ぼくたち食べ物の命や、ぼくたちを育ててくれた人の思い、おいしい給食にしてくれる調理員さんたちみんなの気持ちが入っています。」

「いただきますには、命をいただきますという意味がこめられています。」

「ごちそうさまには、作ってくれた人への感謝の気持ちがこめられています。」

「だから食べるときには、心をこめてあいさつをして、食べ残しもゼロになるようにがんばってほしいです。」

げきが終わったら、栄養教諭からお話があります。

（残菜を計っていること。10月にグラフにすること。アリのこと。）

給食保健委員は、いつもの児童会のように、横にならんで待ちましょう。

（高知県小学校栄養教諭、一園紘嘉氏提供）

■ 補遺

1．主要関連法規

（1） 栄養士法　抜粋

http://law.e-gov.go.jp/htmldata/S22/
S22HO245.html

栄養士法
（昭和二十二年十二月二十九日法律第
二百四十五号）
最終改正：平成一九年六月二七日法律第九六号

第一条　この法律で栄養士とは、都道府県知
事の免許を受けて、栄養士の名称を用いて栄
養の指導に従事することを業とする者をいう。
○2　この法律で管理栄養士とは、厚生労働
大臣の免許を受けて、管理栄養士の名称を用
いて、傷病者に対する療養のため必要な栄養
の指導、個人の身体の状況、栄養状態等に応
じた高度の専門的知識及び技術を要する健康
の保持増進のための栄養の指導並びに特定多
数人に対して継続的に食事を供給する施設に
おける利用者の身体の状況、栄養状態、利用
の状況等に応じた特別の配慮を必要とする給
食管理及びこれらの施設に対する栄養改善上
必要な指導等を行うことを業とする者をいう。

第二条　栄養士の免許は、厚生労働大臣の指
定した栄養士の養成施設（以下「養成施設」
という。）において二年以上栄養士として必
要な知識及び技能を修得した者に対して、都
道府県知事が与える。
○2　養成施設に入所することができる者
は、学校教育法（昭和二十二年法律第二十六
号）第九十条に規定する者とする。
○3　管理栄養士の免許は、管理栄養士国家
試験に合格した者に対して、厚生労働大臣が
与える。

第三条　次の各号のいずれかに該当する者に
は、栄養士又は管理栄養士の免許を与えない
ことがある。
一　罰金以上の刑に処せられた者
二　前号に該当する者を除くほか、第一条に
規定する業務に関し犯罪又は不正の行為があ
つた者

第三条の二　都道府県に栄養士名簿を備え、
栄養士の免許に関する事項を登録する。
○2　厚生労働省に管理栄養士名簿を備え、
管理栄養士の免許に関する事項を登録する。

第四条　栄養士の免許は、都道府県知事が栄
養士名簿に登録することによつて行う。
○2　都道府県知事は、栄養士の免許を与え
たときは、栄養士免許証を交付する。
○3　管理栄養士の免許は、厚生労働大臣が
管理栄養士名簿に登録することによつて行う。
○4　厚生労働大臣は、管理栄養士の免許を
与えたときは、管理栄養士免許証を交付する。

第五条　栄養士が第三条各号のいずれかに該
当するに至つたときは、都道府県知事は、当
該栄養士に対する免許を取り消し、又は一年
以内の期間を定めて栄養士の名称の使用の停
止を命ずることができる。
○2　管理栄養士が第三条各号のいずれかに
該当するに至つたときは、厚生労働大臣は、
当該管理栄養士に対する免許を取り消し、又
は一年以内の期間を定めて管理栄養士の名称
の使用の停止を命ずることができる。
○3　都道府県知事は、第一項の規定により
栄養士の免許を取り消し、又は栄養士の名称
の使用の停止を命じたときは、速やかに、その
旨を厚生労働大臣に通知しなければならない。

○4　厚生労働大臣は、第二項の規定により管理栄養士の免許を取り消し、又は管理栄養士の名称の使用の停止を命じたときは、速やかに、その旨を当該処分を受けた者が受けている栄養士の免許を与えた都道府県知事に通知しなければならない。

第五条の二　厚生労働大臣は、毎年少なくとも一回、管理栄養士として必要な知識及び技能について、管理栄養士国家試験を行う。

第五条の三　管理栄養士国家試験は、栄養士であつて次の各号のいずれかに該当するものでなければ、受けることができない。
一　修業年限が二年である養成施設を卒業して栄養士の免許を受けた後厚生労働省令で定める施設において三年以上栄養の指導に従事した者
二　修業年限が三年である養成施設を卒業して栄養士の免許を受けた後厚生労働省令で定める施設において二年以上栄養の指導に従事した者
三　修業年限が四年である養成施設を卒業して栄養士の免許を受けた後厚生労働省令で定める施設において一年以上栄養の指導に従事した者
四　修業年限が四年である養成施設であつて、学校（学校教育法第一条の学校並びに同条の学校の設置者が設置している同法第百二十四条の専修学校及び同法第百三十四条の各種学校をいう。以下この号において同じ。）であるものにあつては文部科学大臣及び厚生労働大臣が、学校以外のものにあつては厚生労働大臣が、政令で定める基準により指定したもの（以下「管理栄養士養成施設」という。）を卒業した者

第五条の四　管理栄養士国家試験に関して不正の行為があつた場合には、当該不正行為に関係のある者について、その受験を停止させ、又はその試験を無効とすることができる。この場合においては、なお、その者について、期間を定めて管理栄養士国家試験を受けることを許さないことができる。

第五条の五　管理栄養士は、傷病者に対する療養のため必要な栄養の指導を行うに当たつては、主治の医師の指導を受けなければならない。

第六条　栄養士でなければ、栄養士又はこれに類似する名称を用いて第一条第一項に規定する業務を行つてはならない。
○2　管理栄養士でなければ、管理栄養士又はこれに類似する名称を用いて第一条第二項に規定する業務を行つてはならない。

第六条の二　管理栄養士国家試験に関する事務をつかさどらせるため、厚生労働省に管理栄養士国家試験委員を置く。

第六条の三　管理栄養士国家試験委員その他管理栄養士国家試験に関する事務をつかさどる者は、その事務の施行に当たつて厳正を保持し、不正の行為がないようにしなければならない。

第六条の四　この法律に規定する厚生労働大臣の権限は、厚生労働省令で定めるところにより、地方厚生局長に委任することができる。
○2　前項の規定により地方厚生局長に委任された権限は、厚生労働省令で定めるところにより、地方厚生支局長に委任することができる。

第七条　この法律に定めるもののほか、栄養士の免許及び免許証、養成施設、管理栄養士の免許及び免許証、管理栄養士養成施設、管理栄養士国家試験並びに管理栄養士国家試験委員に関し必要な事項は、政令でこれを定める。

第七条の二　第六条の三の規定に違反して、故意若しくは重大な過失により事前に試験問題を漏らし、又は故意に不正の採点をした者は、六月以下の懲役又は五十万円以下の罰金に処する。

第八条　次の各号のいずれかに該当する者は、三十万円以下の罰金に処する。
一　第五条第一項の規定により栄養士の名称

の使用の停止を命ぜられた者で、当該停止を命ぜられた期間中に、栄養士の名称を使用して第一条第一項に規定する業務を行つたもの

二　第五条第二項の規定により管理栄養士の名称の使用の停止を命ぜられた者で、当該停止を命ぜられた期間中に、管理栄養士の名称を使用して第一条第二項に規定する業務を行つたもの

三　第六条第一項の規定に違反して、栄養士又はこれに類似する名称を用いて第一条第一項に規定する業務を行つた者

四　第六条第二項の規定に違反して、管理栄養士又はこれに類似する名称を用いて第一条第二項に規定する業務を行つた者

（以下略）

（2）健康増進法　抜粋

http://law.e-gov.go.jp/htmldata/H14/
H14HO103.html

健康増進法
（平成十四年八月二日法律第百三号）
最終改正：平成二六年六月一三日法律第六九号

　第一章　総則（第一条―第六条）
　第二章　基本方針等（第七条―第九条）
　第三章　国民健康・栄養調査等（第十条―第十六条の二）
　第四章　保健指導等（第十七条―第十九条の四）
　第五章　特定給食施設等
　　第一節　特定給食施設における栄養管理（第二十条―第二十四条）
　　第二節　受動喫煙の防止（第二十五条）
　第六章　特別用途表示等（第二十六条―第三十三条）
　第七章　雑則（第三十四条・第三十五条）
　第八章　罰則（第三十六条―第四十条）
　附則

　第一章　総則
（目的）

第一条　この法律は、我が国における急速な高齢化の進展及び疾病構造の変化に伴い、国民の健康の増進の重要性が著しく増大していることにかんがみ、国民の健康の増進の総合的な推進に関し基本的な事項を定めるとともに、国民の栄養の改善その他の国民の健康の増進を図るための措置を講じ、もって国民保健の向上を図ることを目的とする。

（国民の責務）
第二条　国民は、健康な生活習慣の重要性に対する関心と理解を深め、生涯にわたって、自らの健康状態を自覚するとともに、健康の増進に努めなければならない。

（国及び地方公共団体の責務）
第三条　国及び地方公共団体は、教育活動及び広報活動を通じた健康の増進に関する正しい知識の普及、健康の増進に関する情報の収集、整理、分析及び提供並びに研究の推進並びに健康の増進に係る人材の養成及び資質の向上を図るとともに、健康増進事業実施者その他の関係者に対し、必要な技術的援助を与えることに努めなければならない。

（健康増進事業実施者の責務）
第四条　健康増進事業実施者は、健康教育、健康相談その他国民の健康の増進のために必要な事業（以下「健康増進事業」という。）を積極的に推進するよう努めなければならない。

（関係者の協力）
第五条　国、都道府県、市町村（特別区を含む。以下同じ。）、健康増進事業実施者、医療機関その他の関係者は、国民の健康の増進の総合的な推進を図るため、相互に連携を図りながら協力するよう努めなければならない。

（定義）
第六条　この法律において「健康増進事業実施者」とは、次に掲げる者をいう。
一　健康保険法（大正十一年法律第七十号）の規定により健康増進事業を行う全国健康保険

協会、健康保険組合又は健康保険組合連合会
二　船員保険法（昭和十四年法律第七十三号）の規定により健康増進事業を行う全国健康保険協会
三　国民健康保険法（昭和三十三年法律第百九十二号）の規定により健康増進事業を行う市町村、国民健康保険組合又は国民健康保険団体連合会
四　国家公務員共済組合法（昭和三十三年法律第百二十八号）の規定により健康増進事業を行う国家公務員共済組合又は国家公務員共済組合連合会
五　地方公務員等共済組合法（昭和三十七年法律第百五十二号）の規定により健康増進事業を行う地方公務員共済組合又は全国市町村職員共済組合連合会
六　私立学校教職員共済法（昭和二十八年法律第二百四十五号）の規定により健康増進事業を行う日本私立学校振興・共済事業団
七　学校保健安全法（昭和三十三年法律第五十六号）の規定により健康増進事業を行う者
八　母子保健法（昭和四十年法律第百四十一号）の規定により健康増進事業を行う市町村
九　労働安全衛生法（昭和四十七年法律第五十七号）の規定により健康増進事業を行う事業者
十　高齢者の医療の確保に関する法律（昭和五十七年法律第八十号）の規定により健康増進事業を行う全国健康保険協会、健康保険組合、市町村、国民健康保険組合、共済組合、日本私立学校振興・共済事業団又は後期高齢者医療広域連合
十一　介護保険法（平成九年法律第百二十三号）の規定により健康増進事業を行う市町村
十二　この法律の規定により健康増進事業を行う市町村
十三　その他健康増進事業を行う者であって、政令で定めるもの
（以下略）

（3）学校給食法　抜粋

http://law.e-gov.go.jp/htmldata/S29/

S29HO160.html
（学校教育法 http://law.e-gov.go.jp/htmldata/S22/S22HO026.html）　抜粋省略

学校給食法
（昭和二十九年六月三日法律第百六十号）
最終改正：平成二七年六月二四日法律第四六号

　第一章　総則（第一条―第五条）
　第二章　学校給食の実施に関する基本的な事項（第六条―第九条）
　第三章　学校給食を活用した食に関する指導（第十条）
　第四章　雑則（第十一条―第十四条）
　附則

　第一章　総則
（この法律の目的）
第一条　この法律は、学校給食が児童及び生徒の心身の健全な発達に資するものであり、かつ、児童及び生徒の食に関する正しい理解と適切な判断力を養う上で重要な役割を果たすものであることにかんがみ、学校給食及び学校給食を活用した食に関する指導の実施に関し必要な事項を定め、もつて学校給食の普及充実及び学校における食育の推進を図ることを目的とする。

（学校給食の目標）
第二条　学校給食を実施するに当たつては、義務教育諸学校における教育の目的を実現するために、次に掲げる目標が達成されるよう努めなければならない。
一　適切な栄養の摂取による健康の保持増進を図ること。
二　日常生活における食事について正しい理解を深め、健全な食生活を営むことができる判断力を培い、及び望ましい食習慣を養うこと。
三　学校生活を豊かにし、明るい社交性及び協同の精神を養うこと。
四　食生活が自然の恩恵の上に成り立つものであることについての理解を深め、生命及び自然を尊重する精神並びに環境の保全に寄与

する態度を養うこと。

五　食生活が食にかかわる人々の様々な活動に支えられていることについての理解を深め、勤労を重んずる態度を養うこと。

六　我が国や各地域の優れた伝統的な食文化についての理解を深めること。

七　食料の生産、流通及び消費について、正しい理解に導くこと。

（定義）
第三条　この法律で「学校給食」とは、前条各号に掲げる目標を達成するために、義務教育諸学校において、その児童又は生徒に対し実施される給食をいう。

2　この法律で「義務教育諸学校」とは、学校教育法（昭和二十二年法律第二十六号）に規定する小学校、中学校、義務教育学校、中等教育学校の前期課程又は特別支援学校の小学部若しくは中学部をいう。

（義務教育諸学校の設置者の任務）
第四条　義務教育諸学校の設置者は、当該義務教育諸学校において学校給食が実施されるように努めなければならない。

（国及び地方公共団体の任務）
第五条　国及び地方公共団体は、学校給食の普及と健全な発達を図るように努めなければならない。

　　　第二章　学校給食の実施に関する基本的な事項
（二以上の義務教育諸学校の学校給食の実施に必要な施設）
第六条　義務教育諸学校の設置者は、その設置する義務教育諸学校の学校給食を実施するための施設として、二以上の義務教育諸学校の学校給食の実施に必要な施設（以下「共同調理場」という。）を設けることができる。

（学校給食栄養管理者）
第七条　義務教育諸学校又は共同調理場において学校給食の栄養に関する専門的事項をつ

かさどる職員（第十条第三項において「学校給食栄養管理者」という。）は、教育職員免許法（昭和二十四年法律第百四十七号）第四条第二項に規定する栄養教諭の免許状を有する者又は栄養士法（昭和二十二年法律第二百四十五号）第二条第一項の規定による栄養士の免許を有する者で学校給食の実施に必要な知識若しくは経験を有するものでなければならない。

（学校給食実施基準）
第八条　文部科学大臣は、児童又は生徒に必要な栄養量その他の学校給食の内容及び学校給食を適切に実施するために必要な事項（次条第一項に規定する事項を除く。）について維持されることが望ましい基準（次項において「学校給食実施基準」という。）を定めるものとする。

2　学校給食を実施する義務教育諸学校の設置者は、学校給食実施基準に照らして適切な学校給食の実施に努めるものとする。

（学校給食衛生管理基準）
第九条　文部科学大臣は、学校給食の実施に必要な施設及び設備の整備及び管理、調理の過程における衛生管理その他の学校給食の適切な衛生管理を図る上で必要な事項について維持されることが望ましい基準（以下この条において「学校給食衛生管理基準」という。）を定めるものとする。

2　学校給食を実施する義務教育諸学校の設置者は、学校給食衛生管理基準に照らして適切な衛生管理に努めるものとする。

3　義務教育諸学校の校長又は共同調理場の長は、学校給食衛生管理基準に照らし、衛生管理上適正を欠く事項があると認めた場合には、遅滞なく、その改善のために必要な措置を講じ、又は当該措置を講ずることができないときは、当該義務教育諸学校若しくは共同調理場の設置者に対し、その旨を申し出るものとする。

（以下略）

2. 健康・栄養調査結果の概要

国民健康・栄養調査

　「国民健康・栄養調査」は、国民の健康の増進の総合的な推進を図るための基礎資料として、国民の身体の状況、栄養摂取量及び生活習慣の状況を明らかにするため、毎年実施されている。平成26年国民健康・栄養調査結果は、厚生労働省から平成27年12月に公表された。平成26年は重点項目として、所得と生活習慣等に関する状況について把握された。その結果は次のとおりである。

1. 所得と生活習慣等に関する状況

　生活習慣等の状況について、所得の低い世帯では、所得の高い世帯と比較して、穀類の摂取量が多く野菜類や肉類の摂取量が少な

表1　所得と生活習慣等に関する状況（20歳以上）
　※世帯の所得額を当該世帯員に当てはめて解析
　※★は、600万円以上の世帯と比較して群間の有意差のあった項目

		世帯所得 200万円未満		世帯所得 200万円以上～600 万円未満		世帯所得 600万円以上		200万円 未満**	200万円 以上～ 600万円 未満**
		人数	割合また は平均*	人数	割合また は平均*	人数	割合また は平均*		
1. 食生活#	穀類摂取量（男性）	423	535.1g	1,623	520.9g	758	494.1g	★	★
	（女性）	620	372.5g	1,776	359.4g	842	352.8g	★	
	野菜摂取量（男性）	423	253.6g	1,623	288.5g	758	322.3g	★	★
	（女性）	620	271.8g	1,776	284.8g	842	313.6g	★	★
	肉類摂取量（男性）	423	101.7g	1,623	111.0g	758	122.0g	★	★
	（女性）	620	74.1g	1,776	78.0g	842	83.9g	★	★
2. 運動	運動習慣のない者の割合（男性）	267	70.9%	973	68.0%	393	68.2%		
	（女性）	417	78.0%	1,146	74.4%	546	74.8%		
	歩数の平均値（男性）	384	6,263	1,537	7,606	743	7,592	★	
	（女性）	570	6,120	1,675	6,447	814	6,662	★	
3. たばこ	現在習慣的に喫煙している者の割合（男性）	499	35.4%	1,853	33.4%	867	29.2%	★	★
	（女性）	705	15.3%	1,996	9.2%	935	5.6%	★	★
4. 飲酒	生活習慣病のリスクを高める量を飲酒している者の割合（男性）	502	11.5%	1,853	17.0%	867	15.0%	★	
	（女性）	705	9.7%	1,996	8.8%	936	9.2%		
5. 睡眠	睡眠による休養が充分とれていない者の割合（男性）	502	18.0%	1,855	20.0%	867	18.8%		
	（女性）	705	21.4%	1,997	19.5%	937	18.5%		
6. 健診	未受診者の割合（男性）	501	42.9%	1,854	27.2%	867	16.1%	★	★
	（女性）	703	40.8%	1,998	36.4%	937	30.7%	★	
7. 体型	肥満者の割合（男性）	383	38.8%	1,457	27.7%	659	25.6%	★	
	（女性）	576	26.9%	1,565	20.4%	750	22.3%	★	
8. 歯の本数	20歯未満の者の割合（男性）	500	33.9%	1,844	27.5%	865	20.3%	★	★
	（女性）	702	31.2%	1,991	26.5%	936	25.8%	★	★

*年齢（20-29歳、30-39歳、40-49歳、50-59歳、60-69歳、70歳以上の6区分）と世帯員数（1人、2人、3人以上世帯の3区分）での調整値。割合に関する項目は直接法、平均値に関する項目は共分散分析を用いて算出。

**多変量解析（世帯の所得額を当該世帯員に当てはめて、割合に関する項目はロジスティック回帰分析、平均値に関する項目は共分散分析）を用いて600万円以上を基準とした他の2群との群間比較を実施。

※「運動習慣のない者の割合」とは、「運動習慣のある者（1回30分以上の運動を週2回以上実施し、1年以上継続している者）」に該当しない者。

※「生活習慣病のリスクを高める量を飲酒している者」とは、1日当たりの純アルコール摂取量が男性で40g以上、女性20g以上の者とし、以下の方法で算出。
　①男性:「毎日×2合以上」+「週5～6日×2合以上」+「週3～4日×3合以上」+「週1～2日×5合以上」+「月1～3日×5合以上」
　②女性:「毎日×1合以上」+「週5～6日×1合以上」+「週3～4日×1合以上」+「週1～2日×3合以上」+「月1～3日×5合以上」

※「睡眠で休養が充分とれていない者」とは、睡眠で休養が「あまりとれていない」又は「まったくとれていない」と回答した者。

い、習慣的に喫煙している者の割合が高い、健診の未受診者の割合が高い、歯の本数が20歯未満の者の割合が高いなど、世帯の所得の違いにより差がみられた。

2. 健診の受診に関する状況

過去1年間に健診を受診しなかった者（未受診者）の割合は、男性27.8%、女性37.1%であり、年齢階級別にみると、男性では70歳以上で最も高く、女性では30歳代で最も高かった。未受診者では、健診を受診している者と比較して、男女ともに現在習慣的に喫煙している者の割合、運動習慣がない者の割合、血圧の平均値は有意に高かった。また、女性に関しては、肥満者の割合も高かった。

表2　健診の受診状況と生活習慣等に関する状況
　※★は受診ありと受診なしの群の比較で、有意差のあった項目

		受診あり			受診なし			
		総数	該当者		総数	該当者		
			人数	割合		人数	割合	
現在習慣的に喫煙している者の割合	男性	2,570	816	31.8%	987	329	33.3%	★
	女性	2,556	188	7.4%	1,507	158	10.5%	★
運動習慣のない者の割合	男性	1,288	879	68.2%	480	336	70.0%	★
	女性	1,461	1,054	72.1%	846	675	79.8%	★
肥満者の割合	男性	1,974	555	28.1%	744	222	29.8%	
	女性	2,008	390	19.4%	1,179	288	24.4%	★
		総数	平均		総数	平均		
血圧の平均値	男性	1,110	134.0mmHg		437	138.7mmHg		★
	女性	1,366	128.4mmHg		771	128.9mmHg		★

※年齢階級（20-29歳、30-39歳、40-49歳、50-59歳、60-69歳、70歳以上の6区分）で調整後、割合に関する項目は Cochran-Mantel-Haenszel 検定、平均値に関する項目は共分散分析を実施。
※「現在習慣的に喫煙している者」とは、たばこを「毎日吸っている」又は「時々吸う日がある」と回答した者。
※「運動習慣のない者」とは、「運動習慣のある者（1回30分以上の運動を週2回以上実施し、1年以上継続している者）」に該当しない者。

3. 肥満、やせ、低栄養、糖尿病、血圧などに関する状況

肥満

肥満者（BMI≧25kg/m²）の割合は男性28.7%、女性21.3%である。この10年間でみると、男女ともに有意な変化はみられなかった。

やせの者（BMI<18.5kg/m²）の割合は男性5.0%、女性10.4%である。この10年間でみると、男性では変化はみられず、女性では有意に増加している。なお、20歳代の女性のやせの割合は、17.4%である。また、65歳以上の低栄養傾向（BMI≦20kg/m²）の高齢者の割合は17.8%であり、この10年間でみると有意な変化はみられなかった。

糖尿病

「糖尿病が強く疑われる者」の割合は、男性15.5%、女性9.8%である。平成18年からみると、男女ともに有意な変化はみられなかった。

収縮期血圧

収縮期（最高）血圧の平均値は、男性135.3mmHg、女性128.7mmHgである。この10年間でみると、男女ともに有意に低下している。また、収縮期（最高）血圧が140mmHg以上の者の割合は、男性36.2%、女性26.8%である。この10年間でみると、男女ともに有意に低下している。

喫煙

現在習慣的に喫煙している者のうち、1日に21本以上吸う者の割合は、男性15.2%、女性5.5%である。この10年間でみると、男性では有意に減少しており、女性では有意な変化はみられなかった。現在習慣的に喫煙している者のうち、たばこをやめたいと思う者の割合は、男性26.5%、女性38.2%である。平成19年以降でみると、男女ともに有意な変化はみられず、引き続き、生活習慣病予防のための啓発が望まれる。

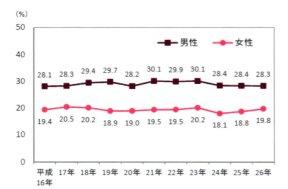

図1 年齢調整した、肥満者の割合の年次推移
BMI≧25 kg/m², 20歳以上

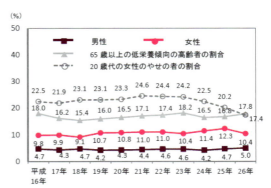

図2 やせの者（BMI＜18.5 kg/m²）および低栄養傾向の者（BMI≦20 kg/m²）の割合の年次推移（20歳以上）

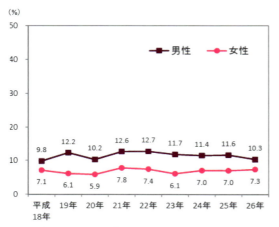

図3 年齢調整した、「糖尿病が強く疑われる者」の割合の年次推移（20歳以上）

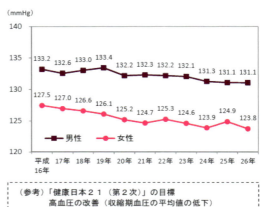

図4 年齢調整した、収縮期血圧の平均値の年次推移（20歳以上）

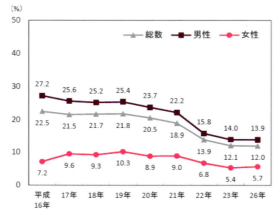

図5 年齢調整した、現在習慣的に喫煙している者における1日21本以上吸う者の割合の年次推移（20歳以上）

2．健康・栄養調査結果の概要　131

4．栄養素摂取量

表3　栄養素等摂取量（1歳以上、男女計、年齢階級別）

（1人1日あたり平均値）

		総　数	1- 6歳	7-14歳	15-19歳	20-29歳	30-39歳	40-49歳	50-59歳	60-69歳	70歳以上	(再掲)20歳以上
解析対象者	人	8,047	345	620	355	491	797	1,009	1,027	1,548	1,355	6,727
エネルギー	kcal	1,863	1,249	1,964	2,064	1,874	1,873	1,877	1,929	1,955	1,776	1,875
たんぱく質	g	67.7	43.1	70.6	72.6	66.9	65.9	66.0	70.6	72.7	66.4	68.4
うち動物性	g	36.3	24.1	40.6	41.0	37.3	35.7	35.1	38.1	38.2	34.3	36.3
脂質	g	55.0	40.5	63.8	67.8	62.7	58.4	57.1	57.5	55.7	45.8	54.3
うち動物性	g	27.7	20.9	34.7	35.5	31.8	29.2	28.1	28.4	27.6	22.9	27.0
飽和脂肪酸	g	14.89	12.48	19.72	18.92	17.31	15.94	15.16	15.10	14.52	11.93	14.36
一価不飽和脂肪酸	g	18.97	13.78	21.35	23.84	22.47	20.71	20.29	20.18	19.07	15.05	18.76
n-6系脂肪酸	g	9.41	6.40	10.01	11.22	10.26	9.95	9.96	10.07	9.73	8.01	9.41
n-3系脂肪酸	g	2.14	1.20	1.89	2.13	2.04	2.03	2.03	2.20	2.46	2.24	2.21
コレステロール	mg	306	201	317	390	326	301	304	325	318	284	306
炭水化物	g	256.8	174.6	269.2	281.3	249.9	252.2	251.5	257.9	268.7	259.2	258.5
食物繊維	g	14.3	8.4	13.0	12.8	12.1	12.5	13.1	14.5	16.4	15.1	14.8
うち水溶性	g	3.3	2.1	3.2	3.0	2.8	3.0	3.0	3.3	3.8	3.6	3.4
うち不溶性	g	10.4	6.0	9.5	9.3	8.8	9.1	9.6	10.6	12.1	11.8	10.8
ビタミンA	μgRE	514	399	523	494	504	440	444	545	547	566	521
ビタミンD	μg	7.2	3.7	5.5	6.0	5.8	5.7	5.7	7.6	9.0	3.7	7.6
ビタミンE	mg	6.4	4.2	6.0	6.6	6.3	6.0	6.2	6.8	7.1	5.5	6.6
ビタミンK	μg	231	121	189	202	187	215	218	239	270	260	242
ビタミンB₁	mg	0.83	0.55	0.90	0.89	0.85	0.82	0.84	0.87	0.88	0.80	0.84
ビタミンB₂	mg	1.12	0.76	1.23	1.16	1.07	1.02	1.03	1.16	1.21	1.15	1.13
ナイアシン	mgNE	14.1	7.3	12.0	12.8	13.3	13.7	14.2	15.6	15.8	14.2	14.7
ビタミンB₆	mg	1.08	0.68	1.01	1.02	0.98	0.99	1.01	1.13	1.22	1.16	1.11
ビタミンB₁₂	μg	6.0	3.0	5.1	5.0	5.5	5.1	4.9	6.2	7.2	6.8	6.2
葉酸	μg	284	155	233	247	242	242	258	302	332	326	298
パントテン酸	mg	5.33	3.81	5.93	5.65	5.01	5.02	5.03	5.40	5.69	5.41	5.34
ビタミンC	mg	94	55	69	71	69	68	75	95	118	123	100
ナトリウム	mg	3,807	2,092	3,475	3,744	3,712	3,637	3,770	3,975	4,209	3,940	3,929
食塩相当量	g	9.7	5.3	8.8	9.5	9.4	9.2	9.6	10.1	10.7	10.0	10.0
カリウム	mg	2,214	1,412	2,135	2,003	1,887	1,949	2,027	2,295	2,507	2,441	2,273
カルシウム	mg	497	402	625	490	437	434	429	491	535	524	490
マグネシウム	mg	236	142	220	218	208	214	223	251	268	252	244
リン	mg	962.3	654.2	1,053.3	996.5	914.0	903.0	914.2	994.5	1,037.4	964.8	968.0
鉄	mg	7.4	4.3	6.6	7.3	7.0	6.7	7.0	7.9	8.3	7.9	7.6
亜鉛	mg	7.92	5.17	8.67	9.08	8.05	7.79	7.88	8.25	8.21	7.59	7.93
銅	mg	1.1	0.7	1.1	1.1	1.1	1.1	1.1	1.2	1.2	1.2	1.1
脂肪エネルギー比率	%	26.3	28.4	29.0	29.4	29.8	27.6	27.2	26.7	25.5	23.0	25.8
炭水化物エネルギー比率	%	59.0	57.8	56.5	56.4	55.7	58.1	58.6	58.5	59.5	62.0	59.5
動物性たんぱく質比率	%	51.8	54.1	56.5	55.1	54.2	51.9	51.5	51.9	50.7	49.5	51.1
穀類エネルギー比率	%	42.2	38.8	41.8	44.9	43.5	44.6	43.6	41.0	40.3	42.5	42.2

※強化食品及び補助食品からの摂取については把握しなかった。

132 補遺

5. 食品群別摂取量

表4 食品群別摂取量（1歳以上、性・年齢階級別）

(g. 1人1日あたり平均値)

	食品群	総　数	1- 6歳	7-14歳	15-19歳	20-29歳	30-39歳	40-49歳	50-59歳	60-69歳	70歳以上	(再掲) 20歳以上
	解析対象者（人）	8,047	345	620	355	491	797	1,009	1,027	1,548	1,855	6,727
	穀類	435.9	257.3	449.0	510.3	451.1	461.2	452.6	438.9	439.6	421.7	439.9
	いも類	52.9	36.3	58.5	53.4	45.0	49.1	48.6	51.3	54.2	59.9	53.2
	砂糖・甘味料類	6.3	3.3	5.3	7.2	6.7	5.8	5.5	6.3	7.0	7.1	6.5
	豆類	59.4	33.5	46.6	45.6	49.3	50.3	54.6	65.6	70.4	67.8	62.6
	種実類	2.0	0.9	1.4	1.6	1.5	1.3	1.7	2.7	2.5	2.2	2.1
	野菜類	280.3	148.9	245.6	242.4	238.1	248.9	272.6	292.4	322.1	311.0	292.3
	緑黄色野菜	88.2	47.9	68.9	72.4	69.4	76.0	81.1	89.5	104.0	105.2	92.8
	果実類	105.2	99.2	88.3	69.5	59.9	52.9	59.5	99.4	139.6	152.7	109.0
総	きのこ類	15.8	7.2	13.9	12.6	14.0	14.5	15.6	17.5	18.7	16.2	16.5
数	藻類	9.6	5.3	8.0	7.7	7.9	7.7	7.9	11.0	11.4	11.4	10.1
	魚介類	69.4	26.2	47.1	52.7	54.9	55.7	54.3	75.0	89.0	86.4	74.5
	肉類	89.1	61.7	111.2	126.5	115.7	108.3	107.2	97.5	78.7	58.6	86.5
	卵類	34.8	22.2	32.5	49.9	37.6	32.9	35.1	37.9	36.2	32.0	34.9
	乳類	121.0	183.5	284.9	138.8	99.8	83.1	82.3	92.0	112.7	117.0	101.7
	油脂類	10.5	7.2	10.9	13.7	12.5	12.2	12.3	11.4	10.6	7.7	10.5
	菓子類	26.4	33.8	35.5	33.0	29.1	25.6	23.2	23.9	26.8	23.2	24.8
	嗜好飲料類	597.9	199.8	298.1	424.5	505.5	599.8	694.8	771.1	704.0	591.9	655.1
	調味料・香辛料類	80.3	39.7	67.5	76.6	85.5	83.1	84.8	87.9	86.8	78.2	83.8
	解析対象者（人）	3,786	181	320	173	219	376	461	476	741	839	3,112
	穀類	512.1	267.2	499.2	619.8	552.8	551.4	550.2	531.6	518.1	481.9	521.6
	いも類	55.1	44.2	57.9	49.5	48.2	53.3	51.7	54.2	54.6	63.0	55.8
	砂糖・甘味料類	6.3	3.4	5.1	8.0	6.6	6.3	5.4	5.9	7.1	7.2	6.6
	豆類	61.8	29.6	49.2	44.2	45.0	48.6	57.2	69.5	74.1	74.6	65.9
	種実類	1.9	0.5	1.2	1.6	1.1	1.3	1.7	2.7	2.6	2.2	2.1
	野菜類	287.3	151.0	247.7	260.2	237.1	258.0	287.8	293.0	328.1	324.1	300.8
	緑黄色野菜	87.1	50.1	66.4	69.9	62.9	77.5	84.8	85.4	101.4	107.0	92.3
	果実類	94.3	99.3	85.6	54.6	40.3	39.0	49.2	82.0	123.1	149.9	97.1
男	きのこ類	15.4	7.0	14.2	12.3	15.2	12.6	15.4	16.7	17.7	16.9	16.2
性	藻類	10.2	5.8	7.6	8.3	10.6	7.9	8.3	11.8	12.2	11.7	10.8
	魚介類	77.1	28.9	46.0	54.3	57.3	62.8	61.0	87.9	99.2	98.7	84.3
	肉類	104.8	65.5	124.2	157.4	139.4	129.6	129.4	114.9	93.2	65.8	102.1
	卵類	37.7	24.1	33.1	55.9	38.6	37.2	38.3	41.6	40.6	33.5	37.9
	乳類	118.3	194.5	290.3	153.9	106.4	71.3	68.4	78.6	104.5	115.0	94.1
	油脂類	11.7	7.8	12.3	15.7	14.3	13.2	13.9	12.4	12.0	8.3	11.6
	菓子類	23.8	34.7	34.7	30.1	27.2	21.7	19.1	16.4	23.2	23.5	21.7
	嗜好飲料類	680.0	220.0	318.2	460.4	552.1	681.5	849.5	876.8	817.5	669.1	756.2
	調味料・香辛料類	90.4	36.5	72.5	90.3	96.8	94.6	98.3	106.2	94.7	88.0	95.3
	解析対象者（人）	4,261	164	300	182	272	421	548	551	807	1,016	3,615
	穀類	368.2	246.3	395.4	406.2	369.1	380.7	370.5	358.8	367.5	372.1	369.6
	いも類	50.9	27.5	59.1	57.2	42.3	45.3	46.0	48.7	53.9	57.3	51.0
	砂糖・甘味料類	6.3	3.1	5.5	6.5	6.8	5.3	5.6	6.7	7.0	7.0	6.5
	豆類	57.3	37.9	43.7	46.9	52.8	51.7	52.4	62.2	67.0	62.1	59.8
	種実類	2.0	1.2	1.7	1.5	1.7	1.3	1.7	2.6	2.4	2.2	2.1
	野菜類	274.2	146.6	243.5	225.6	238.9	240.8	259.8	292.0	316.6	300.3	285.0
	緑黄色野菜	89.1	45.6	71.7	74.7	74.5	74.7	78.1	93.0	106.6	103.8	93.3
	果実類	114.9	99.1	91.2	83.7	75.7	65.3	68.1	114.4	154.8	154.9	119.2
女	きのこ類	16.0	7.3	13.6	12.9	12.9	16.2	15.7	18.2	19.6	15.6	16.8
性	藻類	9.1	4.7	8.5	7.2	5.7	7.6	7.6	10.2	10.6	11.1	9.5
	魚介類	62.5	23.3	48.3	51.3	53.1	49.3	48.6	63.9	79.6	76.2	66.0
	肉類	75.2	57.6	97.2	97.1	96.6	89.3	88.5	82.5	65.4	52.6	73.1
	卵類	32.2	20.1	31.8	44.2	36.9	29.1	32.4	34.8	32.2	30.7	32.2
	乳類	123.4	171.3	279.3	124.4	94.5	93.7	93.9	103.6	120.3	118.6	108.2
	油脂類	9.5	6.5	9.5	11.8	11.1	11.2	10.9	10.5	9.3	7.2	9.5
	菓子類	28.7	32.8	36.2	35.8	30.6	29.1	26.8	30.4	30.2	22.9	27.5
	嗜好飲料類	525.0	177.4	276.6	390.5	468.0	526.9	564.6	679.7	599.8	528.2	568.1
	調味料・香辛料類	71.4	43.1	62.2	63.5	76.4	72.7	73.5	72.0	79.6	70.2	73.8

※特定保健用食品は、該当する食品群に含む。

3. 小学校学習指導要領

小学校学習指導要領（一部抜粋）

文部科学省　平成 20 年 3 月告示
第 8 節　家庭
第 2　各学年の目標及び内容
【第 5 学年及び第 6 学年】
2　内容
B　日常の食事と調理の基礎
(1)　食事の役割について、次の事項を指導する。
　ア　食事の役割を知り、日常の食事の大切さに気付くこと。
　イ　楽しく食事をするための工夫をすること。
(2)　栄養を考えた食事について、次の事項を指導する。
　ア　体に必要な栄養素の種類と働きについて知ること。
　イ　食品の栄養的な特徴を知り、食品を組み合せてとる必要があることが分かること。
　ウ　1 食分の献立を考えること。
(3)　調理の基礎について、次の事項を指導する。
　ア　調理に関心をもち、必要な材料の分量や手順を考えて、調理計画を立てること。
　イ　材料の洗い方、切り方、味の付け方、盛り付け、配膳及び後片付けが適切にできること。
　ウ　ゆでたり、いためたりして調理ができること。
　エ　米飯及びみそ汁の調理ができること。
　オ　調理に必要な用具や食器の安全で衛生的な取扱い及びこんろの安全な取扱いができること。

第 3　指導計画の作成と内容の取扱い
2.　第 2 の内容の取扱いについては、次の事項に配慮するものとする。
(1)　「B　日常の食事と調理の基礎」については、次のとおり取り扱うこと。
　ア　(2) のア及びイについては、五大栄養素と食品の体内での主な働きを中心に扱うこと。
　イ　(3) のエについては、米飯やみそ汁が我が国の伝統的な日常食であることにも触れること。
　ウ　食に関する指導については、家庭科の特質に応じて、食育の充実に資するよう配慮すること。

3.　実習の指導については、次の事項に配慮するものとする。
(1)　服装を整え、用具の手入れや保管を適切に行うこと。
(2)　事故の防止に留意して、熱源や用具、機械などを取り扱うこと。
(3)　調理に用いる食品については、生の魚や肉は扱わないなど、安全・衛生に留意すること。

4.　家庭との連携を図り、児童が身に付けた知識及び技能などを日常生活に活用するよう配慮するものとする。

第 5 章　総合的な学習の時間
第 1　目標
　横断的・総合的な学習や探究的な学習を通して、自ら課題を見付け、自ら学び、自ら考え、主体的に判断し、よりよく問題を解決する資質や能力を育成するとともに、学び方やものの考え方を身に付け、問題の解決や探究活動に主体的、創造的、協同的に取り組む態度を育て、自己の生き方を考えることができるようにする。

第 2　各学校において定める目標及び内容

1 目標

各学校においては、第1の目標を踏まえ、各学校の総合的な学習の時間の目標を定める。

2 内容

各学校においては、第1の目標を踏まえ、各学校の総合的な学習の時間の内容を定める。

第3 指導計画の作成と内容の取扱い

1．指導計画の作成に当たっては、次の事項に配慮するものとする。

(1) 全体計画及び年間指導計画の作成に当たっては、学校における全教育活動との関連の下に、目標及び内容、育てようとする資質や能力及び態度、学習活動、指導方法や指導体制、学習の評価の計画などを示すこと。

(2) 地域や学校、児童の実態等に応じて、教科等の枠を超えた横断的・総合的な学習、探究的な学習、児童の興味・関心等に基づく学習など創意工夫を生かした教育活動を行うこと。

(3) 第2の各学校において定める目標及び内容については、日常生活や社会とのかかわりを重視すること。

(4) 育てようとする資質や能力及び態度については、例えば、学習方法に関すること、自分自身に関すること、他者や社会とのかかわりに関することなどの視点を踏まえること。

(5) 学習活動については、学校の実態に応じて、例えば国際理解、情報、環境、福祉・健康などの横断的・総合的な課題についての学習活動、児童の興味・関心に基づく課題についての学習活動、地域の人々の暮らし、伝統と文化など地域や学校の特色に応じた課題についての学習活動などを行うこと。

(6) 各教科、道徳、外国語活動及び特別活動で身に付けた知識や技能等を相互に関連付け、学習や生活において生かし、それらが総合的に働くようにすること。

(7) 各教科、道徳、外国語活動及び特別活動の目標及び内容との違いに留意しつつ、第1の目標並びに第2の各学校において定める目標及び内容を踏まえた適切な学習活動を行うこと。

(8) 各学校における総合的な学習の時間の名称については、各学校において適切に定めること。

(9) 第1章総則の第1の2及び第3章道徳の第1に示す道徳教育の目標に基づき、道徳の時間などとの関連を考慮しながら、第3章道徳の第2に示す内容について、総合的な学習の時間の特質に応じて適切な指導をすること。

2．第2の内容の取扱いについては、次の事項に配慮するものとする。

(1) 第2の各学校において定める目標及び内容に基づき、児童の学習状況に応じて教師が適切な指導を行うこと。

(2) 問題の解決や探究活動の過程においては、他者と協同して問題を解決しようとする学習活動や、言語により分析し、まとめたり表現したりするなどの学習活動が行われるようにすること。

(3) 自然体験やボランティア活動などの社会体験、ものづくり、生産活動などの体験活動、観察・実験、見学や調査、発表や討論などの学習活動を積極的に取り入れること。

(4) 体験活動については、第1の目標並びに第2の各学校において定める目標及び内容を踏まえ、問題の解決や探究活動の過程に適切に位置付けること。

(5) グループ学習や異年齢集団による学習などの多様な学習形態、地域の人々の協力も得つつ全教師が一体となって指導に当たるなどの指導体制について工夫を行うこと。

(6) 学校図書館の活用、他の学校との連携、公民館、図書館、博物館等の社会教育施設や社会教育関係団体等の各種団体との連携、地域の教材や学習環境の積極的な活用などの工夫を行うこと。

(7) 国際理解に関する学習を行う際には、問題の解決や探究活動に取り組むことを通して、諸外国の生活や文化などを体験したり調

査したりするなどの学習活動が行われるようにすること。

(8) 情報に関する学習を行う際には、問題の解決や探究活動に取り組むことを通して、情報を収集・整理・発信したり、情報が日常生活や社会に与える影響を考えたりするなどの学習活動が行われるようにすること。

第6章　特別活動
第1　目標
　望ましい集団活動を通して、心身の調和のとれた発達と個性の伸長を図り、集団の一員としてよりよい生活や人間関係を築こうとする自主的、実践的な態度を育てるとともに、自己の生き方についての考えを深め、自己を生かす能力を養う。

第2　各活動・学校行事の目標及び内容
〔学級活動〕
1　目標
　学級活動を通して、望ましい人間関係を形成し、集団の一員として学級や学校におけるよりよい生活づくりに参画し、諸問題を解決しようとする自主的、実践的な態度や健全な生活態度を育てる。

2　内容
　〔第1学年及び第2学年〕
　　学級を単位として、仲良く助け合い学級生活を楽しくするとともに、日常の生活や学習に進んで取り組もうとする態度の育成に資する活動を行うこと。
　〔第3学年及び第4学年〕
　　学級を単位として、協力し合って楽しい学級生活をつくるとともに、日常の生活や学習に意欲的に取り組もうとする態度の育成に資する活動を行うこと。
　〔第5学年及び第6学年〕
　　学級を単位として、信頼し支え合って楽しく豊かな学級や学校の生活をつくるとともに、日常の生活や学習に自主的に取り組もうとする態度の向上に資する活動を行うこと。

〔共通事項〕
(1)　学級や学校の生活づくり
　ア　学級や学校における生活上の諸問題の解決
　イ　学級内の組織づくりや仕事の分担処理
　ウ　学校における多様な集団の生活の向上
(2)　日常の生活や学習への適応及び健康安全
　ア　希望や目標をもって生きる態度の形成
　イ　基本的な生活習慣の形成
　ウ　望ましい人間関係の形成
　エ　清掃などの当番活動等の役割と働くことの意義の理解
　オ　学校図書館の利用
　カ　心身ともに健康で安全な生活態度の形成
　キ　食育の観点を踏まえた学校給食と望ましい食習慣の形成

〔学校行事〕
1　目標
　学校行事を通して、望ましい人間関係を形成し、集団への所属感や連帯感を深め、公共の精神を養い、協力してよりよい学校生活を築こうとする自主的、実践的な態度を育てる。

2　内容
　全校又は学年を単位として、学校生活に秩序と変化を与え、学校生活の充実と発展に資する体験的な活動を行うこと。
(1)　儀式的行事
　　学校生活に有意義な変化や折り目を付け、厳粛で清新な気分を味わい、新しい生活の展開への動機付けとなるような活動を行うこと。
(2)　文化的行事
　　平素の学習活動の成果を発表し、その向上の意欲を一層高めたり、文化や芸術に親しんだりするような活動を行うこと。
(3)　健康安全・体育的行事
　　心身の健全な発達や健康の保持増進など

についての関心を高め、安全な行動や規律ある集団行動の体得、運動に親しむ態度の育成、責任感や連帯感の涵（かん）養、体力の向上などに資するような活動を行うこと。

(4) 遠足・集団宿泊的行事

自然の中での集団宿泊活動などの平素と異なる生活環境にあって、見聞を広め、自然や文化などに親しむとともに、人間関係などの集団生活の在り方や公衆道徳などについての望ましい体験を積むことができるような活動を行うこと。

(5) 勤労生産・奉仕的行事

勤労の尊さや生産の喜びを体得するとともに、ボランティア活動などの社会奉仕の精神を養う体験が得られるような活動を行うこと。

第3 指導計画の作成と内容の取扱い

1. 指導計画の作成に当たっては、次の事項に配慮するものとする。

(1) 特別活動の全体計画や各活動・学校行事の年間指導計画の作成に当たっては、学校の創意工夫を生かすとともに、学級や学校の実態や児童の発達の段階などを考慮し、児童による自主的、実践的な活動が助長されるようにすること。また、各教科、道徳、外国語活動及び総合的な学習の時間などの指導との関連を図るとともに、家庭や地域の人々との連携、社会教育施設等の活用などを工夫すること。

(2) 〔学級活動〕などにおいて、児童が自ら現在及び将来の生き方を考えることができるよう工夫すること。

2. 第2の内容の取扱いについては、次の事項に配慮するものとする。

(1) 〔学級活動〕、〔児童会活動〕及び〔クラブ活動〕の指導については、指導内容の特質に応じて、教師の適切な指導の下に、児童の自発的、自治的な活動が効果的に展開されるようにするとともに、内容相互の関連を図るよう工夫すること。また、よりよい生活を築くために集団としての意見をまとめるなどの話合い活動や自分たちできまりをつくって守る活動、人間関係を形成する力を養う活動などを充実するよう工夫すること。

(2) 〔学級活動〕については、学級、学校及び児童の実態、学級集団の育成上の課題や発達の課題及び第3章道徳の第3の1の(3) に示す道徳教育の重点などを踏まえ、各学年段階において取り上げる指導内容の重点化を図るとともに、必要に応じて、内容間の関連や統合を図ったり、他の内容を加えたりすることができること。また、学級経営の充実を図り、個々の児童についての理解を深め、児童との信頼関係を基礎に指導を行うとともに、生徒指導との関連を図るようにすること。

(3) 〔学校行事〕については、学校や地域及び児童の実態に応じて、各種類ごとに、行事及びその内容を重点化するとともに、行事間の関連や統合を図るなど精選して実施すること。また、実施に当たっては、異年齢集団による交流、幼児、高齢者、障害のある人々などとの触れ合い、自然体験や社会体験などの体験活動を充実するとともに、体験活動を通して気付いたことなどを振り返り、まとめたり、発表し合ったりするなどの活動を充実するよう工夫すること。

4. 日本人の食事摂取基準（2015年）

策定方針

　日本人の食事摂取基準は、健康な個人並びに集団を対象として、国民の健康の保持・増進、生活習慣病の予防のために参照するエネルギー及び栄養素の摂取量の基準を示すものである。

　日本人の食事摂取基準（2015年版）策定の方向性を図1に示した。今回の策定に当たっては、高齢化の進展や糖尿病等有病者数の増加を踏まえ、平成25年度に開始した健康日本21（第二次）において主要な生活習慣病の発症予防と重症化予防の徹底を図ることが基本的方向として掲げられていることから、健康の保持・増進と共に、生活習慣病の予防については、発症予防と共に、重症化予防も視野に入れ、策定を行うこととした。このため、関連する各種疾患ガイドラインとも調和を図っていくこととした。

　また、科学的根拠に基づく策定を行うことを基本とし、現時点で根拠は十分ではないが重要な課題については、今後、実践や研究を推進していくことで、根拠の集積を図る必要があることから、研究課題の整理も行うこととした。

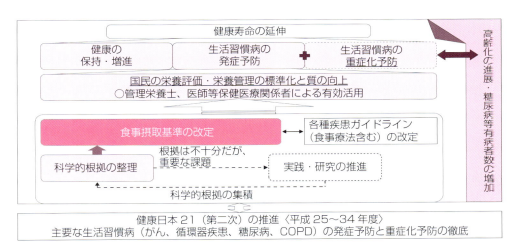

図1　日本人の食事摂取基準（2015年版）策定の方向性
出典：厚生労働省「日本人の食事摂取基準（2015年版）策定検討会」報告書 総論（策定方針、策定の基本的事項、策定の留意事項、活用に関する基本的事項）http://www.mhlw.go.jp/file/05-Shingika.-10901000-Kenkoukyoku-Soumuka/0000083870.pdf

1-1　対象とする個人並びに集団の範囲

　食事摂取基準の対象は、健康な個人並びに健康な人を中心として構成されている集団とし、高血圧、脂質異常、高血糖、腎機能低下に関するリスクを有していても自立した日常生活を営んでいる者を含む。具体的には、歩行や家事などの身体活動を行っている者であり、体格（body mass index：BMI*）が標準より著しく外れていない者とする。なお、高血圧、脂質異常、高血糖、腎機能低下に関するリスクを有する者とは、保健指導レベルにある者までを含むものとする。

　また、疾患を有していたり、疾患に関する高いリスクを有していたりする個人並びに集団に対して、治療を目的とする場合は、食事摂取基準におけるエネルギー及び栄養素の摂取に関する基本的な考え方を理解した上で、その疾患に関連する治療ガイドライン等の栄

138 補遺

養管理指針を用いることになる。

*BMI＝体重(kg)÷(身長 (m))²

1-2 策定の対象とするエネルギー及び栄養素

　健康増進法に基づき、厚生労働大臣が定めるものとされている図2に示した熱量及び栄養素について策定の対象とする。

　併せて、健康の保持・増進に不可欠であり、そのための摂取量が定量的に見て、科学的に十分に信頼できるものと判断される栄養素があるかについて、検討する。

1　国民がその健康の保持増進を図る上で摂取することが望ましい熱量に関する事項

2　国民がその健康の保持増進を図る上で摂取することが望ましい次に掲げる栄養素の量に関する事項

イ　国民の栄養摂取の状況からみて<u>その欠乏が国民の健康の保持増進に影響を与えているもの</u>として厚生労働省令で定める栄養素

　・たんぱく質
　・n-6系脂肪酸、n-3系脂肪酸
　・炭水化物、食物繊維
　・ビタミンA、ビタミンD、ビタミンE、ビタミンK、ビタミンB₁、ビタミンB₂、ナイアシン、ビタミンB₆、ビタミンB₁₂、葉酸、パントテン酸、ビオチン、ビタミンC
　・カリウム、カルシウム、マグネシウム、リン、鉄、亜鉛、銅、マンガン、ヨウ素、セレン、クロム、モリブデン

ロ　国民の栄養摂取の状況からみて<u>その過剰な摂取が国民の健康の保持増進に影響を与えているもの</u>として厚生労働省令で定める栄養素

　・脂質、飽和脂肪酸、コレステロール
　・糖類（単糖類又は二糖類であって、糖アルコールでないものに限る。）
　・ナトリウム

図2　健康増進法に基づき定める食事摂取基準

出典：厚生労働省「日本人の食事摂取基準（2015年版）策定検討会」報告書 総論（策定方針、策定の基本的事項、策定の留意事項、活用に関する基本的事項）http://www.mhlw.go.jp/file/05-Shingikai-10901000-Kenkoukyoku-Soumuka/0000083870.pdf

1-3 指標の目的と種類

●エネルギーの指標

　エネルギーの指標は、エネルギー摂取の過不足の回避を目的とする指標を設定する。

●栄養素の指標

　栄養素の指標は、三つの目的からなる五つの指標で構成する。具体的には、摂取不足の回避を目的とする3種類の指標、過剰摂取による健康障害の回避を目的とする指標、及び生活習慣病の予防を目的とする指標から構成する（図3）。

　摂取不足の回避を目的として、「推定平均必要量」(estimated average requirement：EAR) を設定する。推定平均必要量は、半数の人が必要量を満たす量である。推定平均必要量を補助する目的で「推奨量」(recommended dietary allowance：RDA) を設定する。推奨量は、ほとんどの人が充足している量である。

　十分な科学的根拠が得られず、推定平均必要量と推奨量が設定できない場合は、「目安量」(adequate intake：AI) を設定する。一定の栄養状態を維持するのに十分な量であり、目安量以上を摂取している場合は不足のリスクはほとんどない。

　過剰摂取による健康障害の回避を目的として、「耐容上限量」(tolerable upper intake level：UL) を設定する。十分な科学的根拠が得られない栄養素については設定しない。

　一方、生活習慣病の予防を目的として食事摂取基準を設定する必要のある栄養素が存在する。しかしながら、そのための研究の数並びに質はまだ十分ではない。そこで、これらの栄養素に関して、「生活習慣病の予防のために現在の日本人が当面の目標とすべき摂取量」として「目標量」(tentative dietarygoal for preventing life-style related diseases：DG) を設定する。

1-4 年齢区分

　日本人の食事摂取基準（2010年版）と同様の年齢区分を基本とする。乳児については、前回と同様に、「出生後6か月未満（0〜5か月）」と「6か月以上1歳未満（6〜11か月）」の二つに区分することとし、特に成長に合わせてより詳細な年齢区分設定が必要と考えられる場合には、「出生後6か月未満（0〜5か

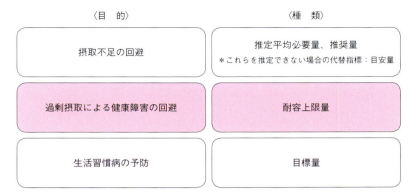

図3 栄養素の指標の目的と種類
出典：厚生労働省「日本人の食事摂取基準（2015年版）策定検討会」報告書 総論（策定方針、策定の基本的事項、策定の留意事項、活用に関する基本的事項）http://www.mhlw.go.jp/file/05-Shingikai-10901000-Kenkoukyoku-Soumuka/0000083870.pdf

月）」及び「6か月以上9か月未満（6～8か月）」、「9か月以上1歳未満（9～11か月）」の三つの区分とする。

1～17歳を小児、18歳以上を成人とする。高齢者を成人から分けて考える必要がある場合は、70歳以上を高齢者とするが、高齢者についてさらに詳細な年齢区分の設定が必要と考えられる場合があるか、検討する。

5. 学校給食摂取基準の概要

(1)「学校給食摂取基準」については、別表にそれぞれ掲げる基準によること。

(2)「学校給食摂取基準」については、厚生労働省が定める「日本人の食事摂取基準（以下「食事摂取基準」という。）(2010年版)」を参考とし、その考え方を踏まえるとともに、文部科学省が平成19年度に行った「児童生徒の食生活等の実態調査」（以下「食生活等実態調査」という。）や独立行政法人日本スポーツ振興センターが行った「平成19年度児童生徒の食事状況等調査」（以下「食事状況調査」という。）等の結果を勘案し、児童及び生徒（以下「児童生徒」という。）の健康の増進及び食育の推進を図るために望ましい栄養量を算出したものである。したがって、本基準は児童生徒の1人1回当たりの全国的な平均値を示したものであるから、適用に当たっては、個々の児童生徒の健康状態及び生活活動の実態並びに地域の実情等に十分配慮し、弾力的に適用すること。

(3)「学校給食摂取基準」についての基本的な考え方は次のとおりである。

① エネルギー

「学校給食摂取基準」の推定エネルギー必要量の算定に当たっては、従来どおり、児童生徒の標準体重等から求められる基礎代謝量と身体活動レベルを用いて算出した1日の必要量の33%とした。ただし、身体活動レベルについては、「食生活等実態調査」において得られた結果と「食事摂取基準（2010年版）」に示される値が従来より減となったことを勘案し、従来、一律1.75であったものを児童（6歳～7歳）は1.65、児童（8歳～11歳）及び生徒（12歳～14歳）は1.7とした。

②たんぱく質

従来、「食事摂取基準（2005年版）」の推奨量から「学校給食摂取基準」の基準値を設定していたが、ほとんどの児童生徒が推奨量を上回る十分な量を摂取している実態から、推定エネルギー必要量に占めるたんぱく質の望ましい比率などを勘案し、推定エネルギー必要量の15%を「学校給食摂取基準」の基準値とし、範囲を12～20%と設定した。

③脂質

脂質の過剰摂取は、肥満並びに血中コレステロール値などの問題も指摘されており、将来の生活習慣病予防の観点から、脂質の基準値は、従来どおり、推定エネルギー必要量に占める脂質の望ましい比率で示し、総エネルギー摂取量の25～30%とした。

④ナトリウム（食塩相当量）

ナトリウムについては、従来どおり「食事摂取基準（2010年版）」の目標量の年齢ごとの平均の33%未満を基準値としている。

⑤カルシウム

従来、「食事摂取基準（2005年版）」の目安量、目標量から「学校給食摂取基準」の基準値、目標量を設定していたが、「食事摂取基準（2010年版）」では、推定平均必要量、推奨量に変更されたことを踏まえ、「学校給食摂取基準」については、基準値のみを設定し、目標値を廃止した。

⑥鉄

鉄については、従来どおり、「食事摂取基準（2010年版）」の推奨量（1日）の33%とした。鉄の摂取は、家庭はもとより学校給食においても容易でないことから、学校給食においては献立の創意工夫を行い、摂取の確保に努めること。

⑦ビタミン類

ビタミンについては、基本的には「食事摂取基準（2010年版）」の推奨量（1日）の33%とした。ただし、生徒については、ビタミンAの摂取量が不足している実態から、推奨量の33%から40%に基準値を変更するとともに、学校給食での過剰障害については問題となっていないことから、上限値を廃止

した。また、従来どおり、ビタミン B₁ 及び
ビタミン B₂ については、「食事摂取基準
(2010 年版)」(1 日) の 40%とした。

⑧食物繊維

「食事摂取基準 (2005 年版)」では、18 歳
以上の目標量が 10 g/1,000 kcal であったが、
「食事摂取基準 (2010 年版)」において、
8 g/1,000 kcal 程度に変更されたことから、
これに伴って「学校給食摂取基準」の基準値
を変更した。

⑨マグネシウム及び亜鉛

従来どおり、マグネシウムは「食事摂取基
準 (2010 年版)」の推奨量 (1 日) の 50%、亜
鉛については、33%を望ましい数値とした。

2　学校給食における食品構成について

食品構成については、「学校給食摂取基準」
を踏まえつつ、多様な食品を適切に組み合わ
せて、食に関する指導や食事内容の充実を図
ること。また、各地域の実情や家庭における
食生活の実態把握の上、日本型食生活の実践、
我が国の伝統的な食文化の継承について十分
配慮すること。

さらに、「食事状況調査」の結果によれば、
学校給食のない日はカルシウム不足が顕著で
あり、カルシウム摂取に効果的である牛乳等
についての使用に配慮すること。なお、家庭
の食事においてカルシウムの摂取が不足して
いる地域にあっては、積極的に牛乳、調理用
牛乳、乳製品、小魚等についての使用に配慮
すること。

3　学校給食の食事内容の充実等について

(1) 学校給食の食事内容については、学校に
おける食育の推進を図る観点から、学級担任、
栄養教諭等が給食時間はもとより各教科等に
おける食に関する指導に学校給食を活用した
指導が行えるよう配慮すること。
①献立に使用する食品や献立のねらいを明確
にした献立計画を示すこと。
②各教科等の食に関する指導と意図的に関連
させた献立作成とすること。
③地場産物や郷土に伝わる料理を積極的に取

り入れ、児童生徒が郷土に関心を寄せる心を
育むとともに、地域の食文化の継承につなが
るよう配慮すること。
④児童生徒が学校給食を通して、日常又は将
来の食事作りにつなげることができるよう、
献立名や食品名が明確な献立作成に努めるこ
と。
⑤食物アレルギー等のある児童生徒に対して
は、校内において校長、学級担任、養護教諭、
栄養教諭、学校栄養職員、学校医等による指
導体制を整備し、保護者や主治医との連携を
図りつつ、可能な限り、個々の児童生徒の状
況に応じた対応に努めること。なお、実施に
当たっては公益財団法人日本学校保健会で取
りまとめられた「学校生活管理指導表 (アレ
ルギー疾患用)」及び「学校のアレルギー疾
患に対する取り組みガイドライン」を参考と
すること。
(2) 献立作成に当たっては、常に食品の組合
せ、調理方法等の改善を図るとともに、児童
生徒のし好の偏りをなくすよう配慮すること。
①魅力あるおいしい給食となるよう、調理技
術の向上に努めること。
②食事は調理後できるだけ短時間に適温で提
供すること。調理に当たっては、衛生・安全
に十分配慮すること。
③家庭における日常の食生活の指標になるよ
うに配慮すること。
(3) 学校給食に使用する食品については、食
品衛生法 (昭和 22 年法律第 233 号) 第 11
条第 1 項に基づく食品中の放射性物質の規格
基準に適合していること。
(4) 食器具については、安全性が確保された
ものであること。また、児童生徒の望ましい
食習慣の形成に資するため、料理形態に即し
た食器具の使用に配慮するとともに、食文化
の継承や地元で生産される食器具の使用に配
慮すること。
(5) 喫食の場所については、食事にふさわし
いものとなるよう改善工夫を行うこと。
(6) 望ましい生活習慣を形成するため、適度
な運動、調和のとれた食事、十分な休養・睡
眠という生活習慣全体を視野に入れた指導に

配慮すること。

4 特別支援学校における食事内容の改善について

(1) 特別支援学校の児童生徒については、障害の種類と程度が多様であり、身体活動レベルも様々であることから、「学校給食摂取基準」の適用に当たっては、個々の児童生徒の健康状態や生活活動の実態、地域の実情等に十分配慮し、弾力的に運用するとともに次の点に留意すること。

①障害のある児童生徒が無理なく食べられるような献立及び調理について十分配慮すること。

②食に関する指導の教材として、障害に応じた効果的な教材となるよう創意工夫に努めること。

(2) 特別支援学校における児童生徒に対する食事の管理については、家庭や寄宿舎における食生活や病院における食事と密接に関連していることから、学級担任、栄養教諭、学校栄養職員、養護教諭、学校医、主治医及び保護者等の関係者が連携し、共通理解を図りながら、児童生徒の生活習慣全体を視野に入れた食事管理に努めること。

【参考資料】

1) 厚生労働省「日本人の食事摂取基準（2015年版）策定検討会」報告書 総論 （策定方針、策定の基本的事項、策定の留意事項、活用に関する基本的事項）http://www.mhlw.go.jp/file/05-Shingikai-10901000-Kenkoukyoku-Soumuka/0000083870.pdf

2) 文部科学省「学校給食実施基準の一部改正について」http://www.mext.go.jp/b_menu/hakusho/nc/1332086.htm

3) 文部科学省、別紙 学校給食実施基準（平成25年文部科学省告示第10号）、http://www.mext.go.jp/b_menu/hakusho/nc/__icsFiles/afield-file/2013/03/21/1332086_1.pdf

表 児童又は生徒一人一回当たりの学校給食摂取基準

区　　　分	基　　　準　　　値			
	児童（6歳〜7歳）の場合	児童（8歳〜9歳）の場合	児童（10歳〜11歳）の場合	生徒（12歳〜14歳）の場合
エネルギー（kcal）	530	640	750	820
たんぱく質（g）	20	24	28	30
範囲 ※1	16〜26	18〜32	22〜38	25〜40
脂　　質（％）	学校給食による摂取エネルギー全体の25％〜30％			
ナトリウム（食塩相当量）（g）	2未満	2.5未満	2.5未満	3未満
カルシウム（mg）	300	350	400	450
鉄（mg）	2	3	4	4
ビタミンA（μgRE）	150	170	200	300
ビタミンB₁（mg）	0.3	0.4	0.5	0.5
ビタミンB₂（mg）	0.4	0.4	0.5	0.6
ビタミンC（mg）	20	20	25	35
食物繊維（g）	4	5	6	6.5

（注）　1　表に掲げるもののほか、次に掲げるものについてもそれぞれ示した摂取について配慮すること。
　　　　　マグネシウム・・児童（6歳〜7歳）70mg、児童（8歳〜9歳）80mg、児童（10歳〜11歳）110mg、
　　　　　　生徒（12歳〜14歳）140mg
　　　　　亜　　　　　鉛・・児童（6歳〜7歳）2mg、児童（8歳〜9歳）2mg、児童（10歳〜11歳）3mg、
　　　　　　生徒（12歳〜14歳）3mg
　　　　2　この摂取基準は、全国的な平均値を示したものであるから、適用に当たっては、個々の健康及び
　　　　生活活動等の実態並びに地域の実情等に十分配慮し、弾力的に運用すること。
※1　範　囲・・・示した値の内に納めることが望ましい範囲
出典：文部科学省、別紙 学校給食実施基準（平成25年文部科学省告示第10号）（PDF:62KB）http://www.mext.go.jp/b_menu/hakusho/nc/__icsFiles/afieldfile/2013/03/21/1332086_1.pdf

6. 管理栄養士国家試験出題基準（ガイドライン） 栄養教育論

〈出題のねらい〉
○栄養教育の意義及び目的に応じた理論と技法についての理解を問う。

○社会・生活環境や健康・栄養状態の特徴に基づいた栄養教育の展開についての基礎的な理解を問う。

大項目	中項目	小項目
1 栄養教育の概念	A 栄養教育の目的・目標	a 栄養教育と健康教育・ヘルスプロモーション b 栄養教育と生活習慣
	B 栄養教育の対象と機会	a ライフステージ・ライフスタイルからみた対象と機会 b 健康状態からみた対象と機会 c 個人・組織・地域社会のレベル別にみた対象と機会
2 栄養教育のための理論的基礎	A 栄養教育と行動科学	a 行動科学の定義
	B 行動科学の理論とモデル	a 刺激－反応理論 b ヘルスビリーフモデル c トランスセオレティカルモデル d 計画的行動理論 e 社会的認知理論 f ソーシャルサポート g コミュニティオーガニゼイション h イノベーション普及理論 i コミュニケーション理論
	C 栄養カウンセリング	a 行動カウンセリング b ラポールの形成 c カウンセリングの基礎的技法 d 行動分析
	D 行動変容技法と概念	a 刺激統制 b 反応妨害・拮抗 c 行動置換 d オペラント強化 e 認知再構成 f 意思決定バランス g 目標宣言、行動契約 h セルフモニタリング i 自己効力感（セルフ・エフィカシー） j ストレスマネジメント k ソーシャルスキルトレーニング
	E 組織づくり・地域づくりへの展開	a セルフヘルプグループ b 組織・ネットワークづくり c グループダイナミクス d エンパワメント e ソーシャルキャピタル
	F 食環境づくりとの関連	a 食物へのアクセスと栄養教育 b 情報へのアクセスと栄養教育 c 食環境にかかわる組織・集団への栄養教育

3 組織づくり・地域づくりへの展開	A 健康・食物摂取に影響を及ぼす要因のアセスメント	a アセスメントの種類と方法
		b 個人要因のアセスメント
		c 環境要因のアセスメント
	B 栄養教育の目標設定	a 目標設定の意義と方法
		b 実施目標
		c 学習目標
		d 行動目標
		e 環境目標
		f 結果目標
	C 栄養教育計画立案	a 学習者の決定
		b 期間・時期・頻度・時間の設定
		c 場所の選択と設定
		d 実施者の決定とトレーニング
		e 教材の選択と作成
		f 学習形態の選択
	D 栄養教育プログラムの実施	a モニタリング
		b 実施記録・報告
	E 栄養教育の評価	a 企画評価
		b 経過評価
		c 影響評価
		d 結果評価
		e 形成的評価
		f 総括的評価
		g 経済評価
		h 総合的評価
	F 栄養教育マネジメントで用いる理論やモデル	a プリシード・プロシードモデル
		b ソーシャルマーケティング
		c 生態学的モデル
4 ライフステージ・ライフスタイル別栄養教育の展開	A 妊娠・授乳期の栄養教育	a 妊娠・授乳期の栄養教育の特徴と留意事項
	B 乳幼児期の栄養教育	a 乳幼児期の栄養教育の特徴と留意事項
	C 学童期・思春期の栄養教育	a 学童期・思春期の栄養教育の特徴と留意事項
	D 成人期の栄養教育	a 成人期の栄養教育の特徴と留意事項
	E 高齢期の栄養教育	a 高齢期の栄養教育の特徴と留意事項
	F 傷病者及び障がい者の栄養教育	a 傷病者の栄養教育の特徴と留意事項
		b 障がい者の栄養教育の特徴と留意事項

7. 管理栄養士養成課程におけるモデルコアカリキュラム 2015 EU（授業時間の目安）一覧

	講　義		実験・実習・演習	
	A	B	a	b
EU　合計　　　　　　　　　　　　　　　　4,655	2,048	368	1,143	1,096
Ⅰ．全学年を通じて学ぶ				
1．食生活と健康の関係を理解する				
2．ヒューマニズムを身につける				
3．表現力を高める				
Ⅱ．管理栄養士を目指す気持ちを育む導入教育	88	0	0	0
1）管理栄養士の使命や役割，関連職種との関わり	36	0	0	0
2）栄養学・管理栄養士発展の歴史	28	0	0	0
3）地球レベルでの栄養の課題と取り組み	24	0	0	0
Ⅲ．専門科目を学ぶ前に	14	113	6	8
1）実験法入門	0	0	6	0
2）生物学入門	0	49	0	0
3）化学入門	0	40	0	8
4）数学，基礎統計学入門	0	24	0	0
5）医学概論	14	0	0	0
Ⅳ．専門基礎科目	974	151	504	630
1．社会および環境と健康の関わりを理解する	131	27	72	72
1）健康の考え方	10	12	0	0
2）環境と健康	14	12	0	36
3）わが国における健康の現状	35	0	0	0
4）疫学の方法	13	0	54	36
5）主要疾患の疫学と予防対策	25	3	0	0
6）健康に関わる社会制度（関連する法規を含む）と保健対策	34	0	18	0
2．人体の構造と機能を理解する	169	0	90	126
1）細胞，組織，臓器・器官の構造と機能	69	0	54	72
2）臓器・器官機能の調節機構	42	0	0	0
3）生体成分の代謝とその相互関係	58	0	36	54
3．食べ物と健康の関連を理解する	233	20	288	324
1）食品と食品成分表	67	12	72	36
2）食品成分の変化と嗜好性	45	0	48	144
3）食品・食事の安全・衛生管理	41	0	36	72
4）食品表示とその利用	33	8	0	0
5）調理学・調理科学	47	0	108	36
6）食事管理と調理	0	0	24	36
4．栄養素等のはたらきを理解する	185	47	54	108
1）栄養の概念	5	0	0	0
2）摂食行動の仕組み	6	0	0	0
3）栄養素等の消化・吸収と排泄のメカニズム	19	3	18	0
4）栄養素等のはたらき	107	40	0	0
5）エネルギー代謝	26	0	18	0
6）栄養状態の変化	0	0	0	90
7）遺伝子発現と栄養	22	4	18	18
5．疾病の成り立ちについて理解する	256	57	0	0
1）疾病の原因，病態の概要	22	4	0	0
2）疾患の症候と診断・治療の概要	35	14	0	0
3）疾患別の病態と治療の概要	195	36	0	0
4）生体防御システムと栄養	4	3	0	0
Ⅴ．実践専門科目	972	104	579	298
1．栄養管理について学ぶ	135	6	99	0
1）食事摂取基準を理解する	48	0	9	0
2）食事摂取量，食行動と食環境を把握する	33	0	60	0
3）栄養管理プロセス	54	6	30	0
2．ライフステージ等における身体特性と栄養管理について学ぶ	75	15	54	72
1）妊娠・授乳期，新生児・乳児期の身体特性と栄養管理	20	0	0	0
2）幼児期・学童期，思春期の身体特性と栄養管理	16	0	0	0

項目				
3）成人期の身体特性と栄養管理	6	0	0	0
4）更年期，高齢期の身体特性と栄養管理	12	0	0	0
5）運動時の身体特性と栄養管理	15	6	0	0
6）ストレス条件下における身体特性と栄養管理	6	0	0	0
7）特殊環境条件下における身体特性と栄養管理	0	9	0	0
8）症例・事例に基づく栄養管理プロセス演習	0	0	54	72
3．医療・介護・福祉における栄養管理について学ぶ	341	24	198	76
1）疾病・身体状況に対応した栄養補給法	13	0	24	0
2）食事と医薬品の相互作用	6	0	0	0
3）臨床症候と栄養障害の評価	37	9	0	0
4）臨床における客観的栄養評価と栄養診断	30	0	0	0
5）傷病者の栄養管理	226	12	0	0
6）要支援・要介護者の栄養管理（在宅を含む）	10	0	0	0
7）障がい者の栄養管理（小児を含む）	7	3	0	0
8）チーム医療における管理栄養士の役割	12	0	6	0
9）症例・事例に基づく栄養管理プロセス演習	0	0	48	28
10）症例に基づく栄養補給実習	0	0	120	48
4．健康・栄養教育の実践を理解する	135	6	60	0
1）栄養教育の意義と特性	6	0	0	0
2）栄養教育に関わる理論とモデル	39	0	0	0
3）カウンセリングの基本の栄養教育への応用	15	0	9	0
4）行動変容の手法の栄養教育への応用	12	0	15	0
5）個人を対象とした栄養教育	18	0	15	0
6）集団を対象とした栄養教育	27	0	21	0
7）発達段階と場に応じた栄養教育	18	6	0	0
5．健康増進と疾病予防を目指す公衆栄養活動を理解する	138	15	72	24
1）公衆栄養活動を取り巻く社会環境，法律・制度	15	0	0	0
2）健康づくり施策の推移と展開	36	0	0	0
3）国民健康・栄養調査の概要，ならびに結果の評価と活用	21	0	0	0
4）健康づくり施策を担当する行政，関連する組織の役割と連携	27	0	0	0
5）地域における食環境づくり	12	0	0	0
6）栄養疫学の地域の健康・栄養活動への活用	15	0	0	0
7）地域の栄養管理プロセスと健康・栄養施策	6	0	72	24
8）国際栄養の理解	6	15	0	0
6．給食と経営管理を理解する	112	34	96	96
1）給食経営管理の理論と組織管理・マネジメント	27	4	0	0
2）マーケティング	6	3	6	6
3）給食システム	9	16	0	0
4）食材料の開発・流通と食材料管理	12	0	12	0
5）給食施設の栄養管理と品質管理	37	6	30	24
6）特定給食施設における衛生管理	12	0	12	0
7）給食の生産管理	0	0	36	66
8）危機管理	6	2	0	0
9）外食産業・給食デリバリーサービス	3	3	0	0
7．臨地実習・校外実習へ向けて学習内容を統合する	36	4	0	30
【共通学習事項】	8	0	0	6
1）臨床栄養	10	4	0	12
2）食育・健康増進	2	0	0	8
3）公衆栄養	8	0	0	0
4）給食経営管理	8	0	0	4
Ⅵ．総合的な力量を高める	0	0	54	160
1）実践活動を目指して（管理栄養士としての仕事への助走）	0	0	0	80
2）課題の発見と解決への態度	0	0	0	80
3）総合演習	0	0	54	0

7．管理栄養士養成課程におけるモデルコアカリキュラム 2015 EU（授業時間の目安）一覧　147

a　12　①栄養補給法（経口栄養・経腸栄養・静脈栄養）について栄養補給方法・栄養補給量が計画できる。（経腸栄養・静脈栄養には，器材・投与ルート等を含む）〔実習〕

a　12　②流動食・軟食〔実習〕

a　12　③エネルギー調整食〔実習〕

a　12　④たんぱく調整食（たんぱく調整食品の学習を含む）〔実習〕

a　12　⑤たんぱく調整食（特殊アミノ酸製剤を含む）〔実習〕

a　12　⑥脂質調整食（量的調整・質的調整）〔実習〕

a　12　⑦食塩調整食〔実習〕

a　12　⑧小児の治療食（疾患名は特定しない）〔実習〕

a　12　⑨食物アレルギー症例〔実習〕

a　12　⑩摂食機能障害症例〔実習〕

b　12　⑪炎症性腸疾患症例〔実習〕

b　12　⑫心不全症例〔実習〕

b　12　⑬慢性閉塞性肺疾患（COPD）症例〔実習〕

b　12　⑭消化器術前・術後（周術期）症例〔実習〕

4．健康・栄養教育の実践を理解する（A 135，B 6，a 60，b 0）

　一般目標：栄養教育に関わる基礎学問領域について概要を理解し，栄養教育に応用できるようにする。そのうえで　対象者（個人または集団）の栄養評価と栄養診断の結果を踏まえ，栄養介入のための栄養教育プログラムを計画立案し，実施する。実施結果を評価（判定）し，評価（判定）に基づき栄養教育プログラムを再立案するという，一連の栄養教育の方法を学び，実践的に展開できる能力を習得する。

1）栄養教育の意義と特性

A　3　①栄養教育の意義と特性について説明できる。

A　3　②栄養教育のマネジメントサイクルを理解し，全体像を説明できる。

2）栄養教育に関わる理論とモデル

A　3　①オペラント学習理論，S-R 理論（Stimulus Response Theory）の概要および，栄養教育における具体的活用方法を説明できる。

A　3　②ヘルスビリーフモデル（健康信念モデル）の概要および，栄養教育における具体的活用方法を説明できる。

A　3　③合理的行動理論／計画的行動理論の概要および，栄養教育における具体的活用方法を説明できる。

A　3　④トランスセオレティカルモデル（行動変容ステージモデル）の概要および，栄養教育における具体的活用方法を説明できる。

A　3　⑤社会的認知理論／社会的学習理論の概要および，栄養教育における具体的活用方法を説明できる。

A　3　⑥ソーシャルサポートとソーシャルネットワークの概要および，栄養教育における具体的活用方法を説明できる。

A　3　⑦ストレスとコーピングの概要および，栄養教育における具体的活用方法を説明できる。

A　3　⑧コミュニティ・オーガニゼーションの概要および，栄養教育における具体的活用方法を説明できる。

A　3　⑨プリシード・プロシード（PRECEDE-PROCEED）モデルの概要および，栄養教育における具体的活用方法を説明できる。

A　3　⑩生態学的モデルの概要および，栄養教育における具体的活用方法を説明できる。

A　3　⑪イノベーション普及モデルの概要および，栄養教育における具体的活用方法を説明できる。

A　3　⑫ソーシャルマーケティングの概要および，栄養教育における具体的活用方法を説明できる。

A　3　⑬ソーシャルキャピタルの概要および，栄養教育における具体的活用方法を説明できる。

3）カウンセリングの基本の栄養教育への応用

A　3　①栄養カウンセリングと心理カウンセリングの共通点と相違点を説明できる。

A　3　②個人を対象とした栄養教育におけるカウンセリングの意義と特性，マネジメントについて説明できる。

A　3　a　3　③カウンセリングの基本（ラポールの形成，課題の明確化，目標の共有，クライエント中心）について理解し，実践できる。〔内演習 3〕

A　3　a　3　④傾聴について理解し，技法（受容，要約，開かれた質問，閉ざされた質問，沈黙への対応）を実践できる。〔内演習 3〕

148 補遺

A 3 a 3 ⑤グループカウンセリングの意義と特性，技法について理解し，実践できる。〔内演習3〕

4）行動変容の手法の栄養教育への応用

A 6 a 9 ①認知行動療法，動機付け面接法，コーチング等の手法の基本を理解し，説明できる。〔内演習9〕

A 6 a 6 ②行動変容のための技法（目標行動の自己決定，オペラント強化，セルフモニタリング，刺激統制，反応妨害拮抗，行動置換，社会的技術訓練，認知再構成，再発予防訓練，セルフコントロール等）について理解し，栄養教育における具体的な活用ができる。〔内演習6〕

5）個人を対象とした栄養教育

A 3 a 3 ①対象者にあった栄養評価（健康・栄養状態，生活習慣，環境等）項目を選択し，栄養診断ができる。〔内実習3〕

A 3 a 3 ②栄養診断をふまえ，栄養介入のための栄養教育プログラムが作成できる。〔内実習3〕

A 3 a 3 ③栄養教育プログラムに基づき行動変容の支援ができる。〔内実習3〕

A 3 a 3 ④栄養教育・栄養カウンセリングの実施記録を作成できる。〔内実習3〕

A 3 a 3 ⑤評価（判定）の種類とその方法について説明し，評価計画を作成できる。〔内実習3〕

A 3 ⑥評価（判定）結果を栄養教育プログラムにフィードバックする方法を説明できる。

6）集団を対象とした栄養教育

A 3 a 3 ①対象集団にあった栄養評価（健康・栄養状態，生活習慣，環境等）項目を選択し，栄養診断ができる。〔内実習3〕

A 3 a 3 ②栄養診断をふまえ，課題解決の優先度を確認し，栄養介入のための栄養教育プログラムが作成できる。〔内実習3〕

A 3 a 3 ③個々の栄養教育の学習指導案を作成できる。〔内実習3〕

A 2 ④栄養教育に必要な資源について説明できる。

A 2 ⑤栄養教育に必要な組織づくりと連携の方法を説明できる。

Λ 3 a 3 ⑥学習目標を達成するための教育内容を決定し，教育方法を選択できる。〔内実習3〕

A 3 a 3 ⑦学習目標に応じた教材・教具を作成・選択できる。〔内実習3〕

A 3 a 3 ⑧栄養教育・栄養カウンセリングの実施記録を作成できる。〔内実習3〕

A 3 a 3 ⑨評価（判定）の種類とその方法について説明し，評価計画を作成できる。〔内実習3〕

A 2 ⑩評価（判定）結果を栄養教育プログラムにフィードバックする方法を説明できる。

7）発達段階と場に応じた栄養教育

A 3 ①妊婦・授乳婦，新生児・乳児を対象とした栄養教育の場と方法について説明できる。

A 3 ②幼児を対象とした栄養教育の場と方法について説明できる。

A 3 ③児童・生徒を対象とした栄養教育の場と方法について説明できる。

Λ 3 ④成人を対象とした栄養教育の場と方法について説明できる。

A 3 ⑤高齢者を対象とした栄養教育の場と方法について説明できる。

A 3 ⑥不特定多数の集団を対象とした栄養教育の場と方法について説明できる。

B 3 ⑦アスリートを対象とした栄養教育の場と方法について概説できる。

B 3 ⑧障がい者（障がい児を含む）を対象とした栄養教育の場と方法について概説できる。

5．健康増進と疾病予防を目指す公衆栄養活動を理解する（A 138，B 15，a 72，b 24）

　一般目標：地域・国・地球レベルでの健康増進と疾病予防を目指す栄養政策や活動について理解する。地域社会（コミュニティ）の健康・栄養問題および関連要因の把握，課題分析を行い，地域社会の関係者・関係機関の横断的な連携・協働を促進し，健康・栄養施策の計画立案，実践，モニタリング・評価（判定），フィードバックを行う公衆栄養管理能力の基礎を習得する。

1）公衆栄養活動を取り巻く社会環境，法律・制度

A 3 ①国民の疾病構造の変化と栄養との関連を的確に捉え，説明できる。

A 3 ②少子・高齢化における栄養問題を的確に捉え，説明できる。

A 3 ③健康増進法制定の経緯をふまえ，制定の意義と内容を説明できる。

A 3 ④食育基本法制定の社会的背景とその意義を理解し，内容を説明できる。

A 3 ⑤栄養に関わる介護，高齢者，母子保健等に関する制度を説明できる。

〈編者〉

逸見幾代 (へんみいくよ)　広島国際大学医療栄養学部教授

〈執筆者〉

下岡里英 (しもおかりえ)　広島女学院大学人間生活学部教授

水津久美子 (すいづくみこ)　山口県立大学看護栄養学部准教授

野津あきこ (のつ)　鳥取短期大学生活学科教授

牧野みゆき (まきの)　仁愛女子短期大学生活科学学科教授

荒木裕子 (あらききゆうこ)　九州女子大学家政学部講師

石見百江 (いわみももえ)　長崎県立大学看護栄養学部講師

小川直子 (おがわなおこ)　徳島文理大学人間生活学部講師

坂本達昭 (さかもとたつあき)　熊本県立大学環境共生学部講師
元　仁愛大学人間生活学部講師

高木尚紘 (たかぎなおひろ)　富山短期大学食物栄養学科講師

土海一美 (どかいかずみ)　美作大学生活科学部准教授

平田なつひ (ひらた)　金城学院大学生活環境学部講師

栄養教育論実習・演習

2017 年 4 月 25 日　第 1 刷発行

定価　本体 2700 円＋税

編　者　逸見幾代
発行者　佐久間光恵
発行所　株式会社 ドメス出版
　　　　東京都文京区白山 3-2-4　〒112-0001
　　　　振替　00180-2-48766
　　　　電話　03-3811-5615
　　　　FAX　03-3811-5635
　　　　http://www.domesu.co.jp/
印刷所　株式会社 教文堂
製本所　株式会社 明光社

乱丁・落丁の場合はおとりかえいたします

Ⓒ 2017　荒木裕子　石見百江　小川直子　坂本達昭　下岡里英
　　　水津久美子　高木尚紘　土海一美　野津あきこ　平田なつひ
　　　逸見幾代　牧野みゆき

ISBN 978-4-8107-0833-2　C3047